「公衆栄養学実習　学内編」

（改訂2版）

追補

本書の発刊時より次の事項で改正がありましたので差し替えてご使用ください．

- 食育基本法に基づく第4次食育推進基本計画　策定
- 妊産婦のための食生活指針　改定
- 妊産婦のための食事バランスガイド　改定

南山堂

（2022年1月）

本　編

（1）　p.9 〜 p.11 の「第 3 次食育推進基本計画」において，「第 4 次食育推進基本計画」が策定されました．資料①および②を参考ください．

「2　第 3 次食育推進基本計画」

B.　第 3 次食育推進基本計画の構成と概要

C.　食育の推進に関する施策についての基本的な方針

D.　食育の推進の目標に関する事項

表 2-3　食育推進計画の 5 つの重点課題と具体的目標

（2）p.11「3　母子保健における公衆栄養施策」

A.　妊娠・出産期を対象とする栄養教育実習

【旧】（6 〜 7 行目）

このような現状から，2006 年 2 月に「妊産婦のための食生活指針」（「健やか親子 21」推進検討会報告）が作成されました（表 2-4）．

【新】

このような現状から，2006 年 2 月に「妊産婦のための食生活指針」（「健やか親子 21」推進検討会報告）が作成され，2021 年 3 月にはその改定が行われました（表 2-4）．

【旧】（p.12 〜 p.13）

表 2-4　妊産婦のための食生活指針

図 2-1　妊産婦のための食事バランスガイド

【新】

表 2-4　妊産婦のための食生活指針（差し替え）

図 2-1　妊産婦のための食事バランスガイド（差し替え）

【旧】（p.12）

表 2-5　体格区分（妊娠全期間を通しての推奨体重増加量）

【新】

表 2-5　妊娠中の体重増加量の目安

妊娠中の体重増加指導の目安[1]

妊娠前の体格[2]	体重増加量指導の目安
低体重（やせ）：BMI18.5 未満	12 〜 15kg
ふつう：BMI18.5 以上 25.0 未満	10 〜 13kg
肥満（1 度）：BMI25.0 以上 30.0 未満	7 〜 10kg
肥満（2 度以上）：BMI30.0 以上	個別対応（上限 5kg までが目安）

＊ 1　「増加量を厳格に指導する根拠は必ずしも十分ではないと認識し，個人差を考慮したゆるやかな指導を心がける」産婦人科診療ガイドライン産科編　2020 CQ 010 より

＊ 2　日本肥満学会の肥満度分類に準じた．

（厚生労働省パンフレット）

別　冊（実習ワークシート）

【旧】（p.2）

演習・実習— 2-2　「第 3 次食育推進基本計画」目標

【新】「第 4 次食育推進基本計画」目標

【資料①】 厚生労働省：第４次食育推進基本計画（令和３～７年度）の概要

基本的な方針（重点事項）

国民の健康の視点
＜重点事項＞ 生涯を通じた心身の健康を支える食育の推進

＜横断的な重点事項＞ 「新たな日常」やデジタル化に対応した食育の推進

←連携→

社会・環境・文化の視点
＜重点事項＞ 持続可能な食を支える食育の推進

横断的な視点

・これらをSDGsの観点から相互に連携して総合的に推進

食育推進の目標

・栄養バランスに配慮した食生活の実践　　　　・学校給食での地産地消の実践
・産地や生産者への意識　　　　　　　　　　　・環境に配慮した農林水産物・食品の選択　等

推進する内容

1. 家庭における食育の推進：
・乳幼児期からの基本的な生活習慣の形成
・在宅時間を活用した食育の推進

2. 学校、保育所における食育の推進：
・栄養教諭の一層の配置促進
・学校給食の地場産物利用促進へ連携・協働

3. 地域における食育の推進：
・健康寿命の延伸につながる食育の推進
・地域における共食の推進
・日本型食生活の実践の推進
・貧困等の状況にある子供に対する食育の推進

4. 食育推進運動の展開：食育活動表彰、全国食育推進ネットワーク活用、デジタル化への対応

5. 生産者と消費者との交流促進、環境と調和のとれた農林漁業の活性化等：
・農林漁業体験や地産地消の推進
・持続可能な食につながる環境に配慮した消費の推進
・食品ロス削減を目指した国民運動の展開

6. 食文化の継承のための活動への支援等：
・中核的な人材の育成や郷土料理のデータベース化や情報発信など、地域の多様な食文化の継承につながる食育の推進
・学校給食等においても、郷土料理の歴史やゆかり、食材などを学ぶ取組を推進

7. 食品の安全性、栄養その他の食生活に関する調査、研究、情報の提供及び国際交流の推進：
・食品の安全性や栄養等に関する情報提供　・食品表示の理解促進

施策の推進に必要な事項

①多様な関係者の連携・協働の強化、②地方公共団体による推進計画の作成等とこれに基づく施策の促進　等

食育基本法

○食は命の源。食育は生きる上での基本であり、知育・徳育・体育の基礎となるべきものと位置付け。

○「食」に関する知識と「食」を選択する力を習得し、健全な食生活を実践できる人間を育てる食育を推進

○食育推進会議（会長：農林水産大臣）において食育推進基本計画を策定（平成18・23・28年）

○地方公共団体には、国の計画を基本として都道府県・市町村の食育推進計画を作成する努力義務

＜食をめぐる現状・課題＞

・生活習慣病の予防
・高齢化、健康寿命の延伸
・成人男性の肥満、若い女性のやせ、高齢者の低栄養
・世帯構造や暮らしの変化
・農林漁業者や農山漁村人口の高齢化、減少
・総合食料自給率（カロリーベース）38％（令和元年度）
・地球規模の気候変動の影響の顕在化
・食品ロス（推計）612万トン（平成29年度）
・地域の伝統的な食文化が失われていくことへの危惧
・新型コロナによる「新たな日常」への対応
・社会のデジタル化
・持続可能な開発目標（SDGs）へのコミットメント

【資料②】 農林水産省：第４次食育推進基本計画における食育推進に当たっての目標

目標	具体的な目標値（追加・見直しは 大枠内 の目標値）	現状値（令和2年度）	目標値（令和7年度）
1 食育に関心を持っている国民を増やす	① 食育に関心を持っている国民の割合	83.2%	90%以上
2 朝食又は夕食を家族と一緒に食べる「共食」の回数を増やす	② 朝食又は夕食を家族と一緒に食べる「共食」の回数	週9.6回	週11回以上
3 地域等で共食したいと思う人が共食する割合を増やす	③ 地域等で共食したいと思う人が共食する割合	70.7%	75%以上
4 朝食を欠食する国民を減らす	④ 朝食を欠食する子供の割合	4.6%※	0
	⑤ 朝食を欠食する若い世代の割合	21.5%	15%以下
5 学校給食における地場産物を活用した取組等を増やす	⑥ 栄養教諭による地場産物に係る食に関する指導の平均取組回数	月9.1回※	月12回以上
	⑦ 学校給食における地場産物を使用する割合（金額ベース）を現状値（令和元年度）から維持・向上した都道府県の割合	─	90%以上
	⑧ 学校給食における国産食材を使用する割合（金額ベース）を現状値（令和元年度）から維持・向上した都道府県の割合	─	90%以上
6 栄養バランスに配慮した食生活を実践する国民を増やす	⑨ 主食・主菜・副菜を組み合わせた食事を1日2回以上ほぼ毎日食べている国民の割合	36.4%	50%以上
	⑩ 主食・主菜・副菜を組み合わせた食事を1日2回以上ほぼ毎日食べている若い世代の割合	27.4%	40%以上
	⑪ 1日当たりの食塩摂取量の平均値	10.1g※	8g以下
	⑫ 1日当たりの野菜摂取量の平均値	280.5g※	350g以上
	⑬ 1日当たりの果物摂取量100g未満の者の割合	61.6%※	30%以下

注）学校給食における使用食材の割合（金額ベース、令和元年度）の全国平均は、地場産物 52.7%、国産食材 87%となっている。

目標	具体的な目標値（追加・見直しは 大枠内 の目標値）	現状値（令和2年度）	目標値（令和7年度）
7 生活習慣病の予防や改善のために、ふだんから適正体重の維持や減塩等に気をつけた食生活を実践する国民を増やす	⑭ 生活習慣病の予防や改善のために、ふだんから適正体重の維持や減塩等に気をつけた食生活を実践する国民の割合	64.3%	75%以上
8 ゆっくりよく噛んで食べる国民を増やす	⑮ ゆっくりよく噛んで食べる国民の割合	47.3%	55%以上
9 食育の推進に関わるボランティアの数を増やす	⑯ 食育の推進に関わるボランティア団体等において活動している国民の数	36.2万人※	37万人以上
10 農林漁業体験を経験した国民を増やす	⑰ 農林漁業体験を経験した国民（世帯）の割合	65.7%	70%以上
11 産地や生産者を意識して農林水産物・食品を選ぶ国民を増やす	⑱ 産地や生産者を意識して農林水産物・食品を選ぶ国民の割合	73.5%	80%以上
12 環境に配慮した農林水産物・食品を選ぶ国民を増やす	⑲ 環境に配慮した農林水産物・食品を選ぶ国民の割合	67.1%	75%以上
13 食品ロス削減のために何らかの行動をしている国民を増やす	⑳ 食品ロス削減のために何らかの行動をしている国民の割合	76.5%※	80%以上
14 地域や家庭で受け継がれてきた伝統的な料理や作法等を継承し、伝えている国民を増やす	㉑ 地域や家庭で受け継がれてきた伝統的な料理や作法等を継承し、伝えている国民の割合	50.4%	55%以上
	㉒ 郷土料理や伝統料理を月1回以上食べている国民の割合	44.6%	50%以上
15 食品の安全性について基礎的な知識を持ち、自ら判断する国民を増やす	㉓ 食品の安全性について基礎的な知識を持ち、自ら判断する国民の割合	75.2%	80%以上
16 推進計画を作成・実施している市町村を増やす	㉔ 推進計画を作成・実施している市町村の割合	87.5%※	100%

※は令和元年度の数値

表 2-4　妊産婦のための食生活指針

妊娠前からはじめる妊産婦のための食生活指針
～妊娠前から、健康なからだづくりを～

お母さんの健康と赤ちゃんの健やかな発育には、妊娠前からのからだづくりが大切です。
依然として若い世代の「やせ」が多いことなどの課題を受けて、10項目の指針が示されました。
ぜひ妊娠前からしっかりと食事をとることを意識しましょう。

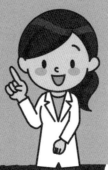

- 妊娠前から、バランスのよい食事をしっかりとりましょう
- 「主食」を中心に、エネルギーをしっかりと
- 不足しがちなビタミン・ミネラルを、「副菜」でたっぷりと
- 「主菜」を組み合わせてたんぱく質を十分に
- 乳製品、緑黄色野菜、豆類、小魚などでカルシウムを十分に
- 妊娠中の体重増加は、お母さんと赤ちゃんにとって望ましい量に
- 母乳育児も、バランスのよい食生活のなかで
- 無理なくからだを動かしましょう
- たばことお酒の害から赤ちゃんを守りましょう
- お母さんと赤ちゃんのからだと心のゆとりは、周囲のあたたかいサポートから

妊娠中・授乳中に気を付けたい具体的な内容は中面をチェック！

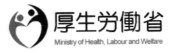
厚生労働省
Ministry of Health, Labour and Welfare

（厚生労働省：妊娠前からはじめる妊産婦のための食生活指針）

図2-1 妊産婦のための食事バランスガイド

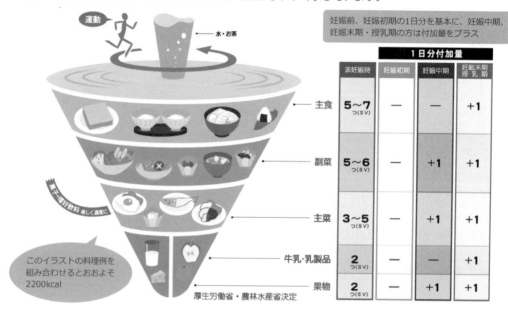

(厚生労働省:妊娠前からはじめる妊産婦のための食生活指針)

演習・実習 ワークシート2−2 国の「第4次食育推進基本計画」目標値の空欄を埋めましょう.

「第4次食育推進基本計画」目標

目標		
具体的な目標値	現状値 (令和2年度)	目標値 (令和7年度)
1 食育に関心をもっている国民を増やす		
①食育に関心を持っている国民の割合	83.2%	
2 朝食または夕食を家族と一緒に食べる「供食」の回数を増やす		
②朝食または夕食を家族と一緒に食べる「供食」の回数	週9.6回	週11回以上
3 地域等で供食したいと思う人が供食する割合を増やす		
③地域等で供食したいと思う人が供食する割合	70.7%	75%以上
4 朝食を欠食する国民を減らす		
④朝食を欠食する子供の割合	4.6%	
⑤朝食を欠食する若い世代の割合	21.5%	15%以下
5 学校給食における地場産物を活用した取組等を増やす		
⑥栄養教諭による地場産物にかかる食に関する指導の平均取組回数	月9.1回	月12回以上
⑦学校給食における地場産物を使用する割合を現状値から維持・向上した都道府県の割合	—	
⑧学校給食における国産食材を使用する割合を現状値から維持・向上した都道府県の割合	—	90%以上
6 栄養バランスに配慮した食生活を実践する国民を増やす		
⑨主食・主菜・副菜を組み合わせた食事を1日2回以上ほぼ毎日食べている国民の割合	36.4%	50%以上
⑩主食・主菜・副菜を組み合わせた食事を1日2回以上ほぼ毎日食べている若い世代の割合	27.4%	
⑪1日当たりの食塩摂取量の平均値	10.1g	8g以下
⑫1日当たりの野菜摂取量の平均値	280.5g	350g以上
⑬1日当たりの果物摂取量100g未満の者の割合	61.6%	30%以下
7 生活習慣病の予防や改善のために,ふだんから適正体重の維持や減塩等に気をつけた食生活を実践する国民を増やす		
⑭生活習慣病の予防や改善のために,ふだんから適正体重の維持や減塩等に気をつけた食生活を実践する国民の割合	64.3%	
8 ゆっくりよく噛んで食べる国民を増やす		
⑮ゆっくりよく噛んで食べる国民の割合	47.3%	55%以上
9 食育の推進にかかわるボランティアの数を増やす		
⑯食育の推進にかかわるボランティア団体等において活動している国民の数	36.2万人	37万人以上
10 農林漁業体験を経験した国民を増やす		
⑰農林漁業体験を経験した国民(世帯)の割合	65.7%	70%以上
11 産地や生産者を意識して農林水産物・食品を選ぶ国民を増やす		
⑱産地や生産者を意識して農林水産物・食品を選ぶ国民の割合	73.5%	80%以上
12 環境に配慮した農林水産物・食品を選ぶ国民を増やす		
⑲環境に配慮した農林水産物・食品を選ぶ国民の割合	67.1%	
13 食品ロス削減のために何らかの行動をしている国民を増やす		
⑳食品ロス削減のために何らかの行動をしている国民の割合	76.5%	
14 地域や家庭で受け継がれてきた伝統的な料理や作法等を継承し,伝えている国民を増やす		
㉑地域や家庭で受け継がれてきた伝統的な料理や作法等を継承し,伝えている国民の割合	50.4%	55%以上
㉒郷土料理や伝統料理を月1回以上食べている国民の割合	44.6%	50%以上
15 食品の安全性について基礎的な知識を持ち,自ら判断する国民を増やす		
㉓食品の安全性について基礎的な知識を持ち,自ら判断する国民の割合	75.2%	80%以上
16 推進計画を作成・実施している市町村を増やす		
㉔推進計画を作成・実施している市町村の割合	87.5%	

公衆栄養学実習

Public Health and Community Nutrition Practice

改訂2版

学内編

【編著】
幸林　友男　千里金蘭大学生活科学部食物栄養学科 教授
上田　秀樹　大阪樟蔭女子大学健康栄養学部健康栄養学科 准教授

【著】
大西　智美　大手前大学健康栄養学部管理栄養学科 講師
河中　弥生子　大阪青山大学健康科学部健康栄養学科 准教授
小林　知未　帝塚山学院大学人間科学部食物栄養学科 講師
辻本　洋子　羽衣国際大学人間生活学部食物栄養学科 教授
西村　節子　関西福祉科学大学健康福祉学部福祉栄養学科 准教授
古川　和子　相愛大学人間発達学部発達栄養学科 講師
矢澤　彩香　大阪府立大学大学院総合リハビリテーション学研究科 准教授
由田　克士　大阪市立大学大学院生活科学研究科 教授

南山堂

2版の序

近年の社会を取り巻く環境は，超高齢社会の進展，少子化問題，食品の安全性の確保等，めまぐるしく変化しています．これらの問題に対応すべく，国は健康日本21（第2次）の推進，第3次食育推進基本計画の策定，食品表示法の策定等さまざまな施策の展開を関係団体に勧め，地方自治体，各種団体など関係機関において展開しています．

しかし，実際の健康づくりは成果が上がっているかというと，たしかに国民の生活や健康に対する意識は変化していますが，個人個人の健康づくりが成功しているとは言いがたいのではないでしょうか．現実の社会においては健康度合いの差が拡大し，「健康格差社会」の様相を呈してきています．このような健康格差を解消することは，すなわち，健康と栄養に関する課題を解決することに大きくかかっているといえます．

管理栄養士養成課程の教育目標には，これらの課題に取組む実践能力の育成があげられており，その目標を達成するために「公衆栄養学」が配置されています．公衆栄養学は，講義から始まり学内実習，保健所・センターなどにおける学外実習までといったように，知識の習得から臨地での実践へと一連の科目構成になっています．

本実習書は公衆栄養学の学内実習用に作成し，講義の復習と学外実習のシミュレーションができるものとなっています．特に公衆栄養活動の実践に必要となる実際的な専門的技術・技能を獲得できるように編集していますので，学外実習前の習得項目チェックにも役立つと思います．

また，本実習書の内容は，（1）公衆栄養アセスメント，（2）公衆栄養プログラムの目標・計画作成，（3）公衆栄養プログラムの実施，（4）公衆栄養プログラムの評価の4項目を柱にして，公衆栄養活動における，いわゆるマネジメントサイクルに沿って，綿密な計画（Plan），確かな実施（Do），的確な評価（Check），計画の改善（Act）を修得できるような実習項目で構成されています．さらに，プリシード・プロシードモデルを利用した公衆栄養プログラムの作成について事例を活用しながら，学習できるようにしています．なお，今回の改訂では，初版の主旨はそのままに，関連法規のアップデートのほか演習・ワークシートの別冊化を行い，実習に際してより使いやすいものとなりました．

本実習書を通じて，管理栄養士養成課程の学生が現場における公衆栄養活動を理解し，自ら問題を提起し，解決するための手立てを考え出す力量がつくことを願っています．

最後に，本書の刊行に当たり，南山堂本山麻美子姉にひとかたならぬご尽力を頂戴しましたことをここに深く感謝申し上げます．発刊後も，読者の方から貴重なご意見を賜り，本書のさらなる充実を図ることができれば幸いです．

2018年3月

編著者　幸林友男，上田秀樹

初 版 の 序

「いつまでも健康に歳を重ねたい」．これはすべての人々の願いです．健康寿命の延伸や生活習慣病予防のため，国や地方自治体，各種団体など関係機関においてはさまざまな健康づくり運動を展開しています．また，マスメディアやインターネットによっても多くの健康番組や健康情報が提供され，国民の健康志向を啓発しています．

しかし，実際の健康づくりは成果が上がっているのでしょうか．たしかに国民の生活や健康に対する意識は変化していますが，個人個人の健康づくりが成功しているとは言いがたいのではないでしょうか．現実の社会においては健康度合いの差が拡大し，「健康格差社会」の様相を呈してきています．

このような状況にあっては，地域や職域などは組織の横断的な連携と協働を図りながら，健康と栄養に関わる課題を解決することが求められています．

管理栄養士養成課程の教育目標には，これらの課題に取組む実践能力の育成があげられており，その目標を達成するために「公衆栄養学」が配置されています．公衆栄養学は，講義から始まり学内実習，保健所・センターなどにおける学外実習までといったように，知識の習得から臨地での実践へと一連の科目構成になっています．

本実習書は公衆栄養学の学内実習用に作成し，講義の復習と学外実習のシミュレーションとしての位置づけを持たせています．特に公衆栄養活動の実践に必要となる実際的な専門的技術・技能を獲得できるように編集していますので，学外実習前の習得項目チェックにも役立つと思います．また，本実習書の内容は，①公衆栄養アセスメント，②公衆栄養プログラムの目標・計画作成，③公衆栄養プログラムの実施，④公衆栄養プログラムの評価の4項目を柱にして，公衆栄養活動における綿密な計画（Plan），確かな実施（Do），的確な評価（See）を修得できるような実習項目で構成されています．これらを学習することで，管理栄養士養成課程の学生が現場における公衆栄養活動を理解し，自ら問題を提起し，問題解決のための活発なブレーンストーミングを学生間で交わす力量がつくことを願っています．

最後に，本書の刊行に当たり，南山堂伊藤美由紀姉，本山麻美子姉にひとかたならぬご尽力を頂戴しましたことをここに深く感謝申し上げます．

発刊後も，読者の方から貴重なご意見を賜り，本書のさらなる充実を図ることができれば幸いです．

2009 年 3 月

編著者　今木雅英

目次

第1章 公衆栄養学実習の目的と基本的な考え方　1

1 公衆栄養学実習の目的　1
A．公衆栄養学とは……1
B．管理栄養士の役割と公衆栄養学実習……1
C．管理栄養士に必要なスキルと公衆栄養学実習……2

第2章 公衆栄養施策　5

1 健康づくり対策　5
A．第一次国民健康づくり対策……5
B．（第二次）国民健康づくり対策（アクティブ80ヘルスプラン）……5
C．第三次国民健康づくり対策「21世紀における国民健康づくり運動」（健康日本21）……5
D．第四次国民健康づくり対策「21世紀における（第二次）国民健康づくり運動」健康日本21（第二次）……6

2 第3次食育推進基本計画　9
A．食育推進基本計画の経緯……9
B．第3次食育推進基本計画の構成と概要……9
C．食育の推進に関する施策についての基本的な方針……9
　1）重点課題……9
　2）基本的な取り組み方針……11
D．食育の推進の目標に関する事項……11

3 母子保健における公衆栄養施策　11
A．妊娠・出産期を対象とする栄養教育実習……11
B．授乳・離乳期（乳児期）を対象とする公衆栄養施策……13
C．幼児期を対象とする公衆栄養施策……13
　1）幼児期の特性……13

4 食生活指針　15
A．食生活指針策定の変遷……15
B．平成28年改定の食生活指針……15
C．食生活指針の構成……15

5 食事摂取基準（集団を対象に用いる場合）　17
A．集団の食事改善を目的とした食事摂取基準の活用の基本的な考え方……17
B．食事摂取状態の評価……17
　1）エネルギー摂取状況の評価……17
　2）栄養素摂取状況の評価……18
　3）食事改善の計画と実施……19

6 食品表示制度（栄養表示基準，アレルゲンを含む食品に関する表示，保健機能食品，特別用途食品）　20
A．食品表示法（食品表示制度）の概要……20

v

B. 栄養表示基準……21

C. アレルゲンを含む食品に関する表示（アレルギー表示）……22

D. 保健機能食品……22

E. 特別用途食品……24

第3章 公衆栄養アセスメント 25

1 食事調査の種類と方法 25

A. 食事調査法の種類……25

B. 食事調査の計画……25

C. 調査対象者への調査説明と協力についての同意（インフォームド・コンセント）……27

D. 食事記録法＜秤量記録法・目安記録法＞Dietary Records……27

E. 24時間思い出し法　24-hour Dietary Recall……28

　1）面接手順と留意点……28

F. 食物摂取頻度調査法（FFQ）……29

　1）質問票のデータ処理……29

2 国民健康・栄養調査 31

A. 調査目的……31

B. 調査対象……31

C. 調査方法……31

　1）身体状況調査……31

　2）栄養摂取状況調査……31

　3）生活習慣調査……31

3 食事の変化－国民健康・栄養調査結果から－ 32

A. エネルギーの栄養素別摂取構成比（PFCエネルギー比率）の推移……32

B. 栄養素等摂取量の変化……32

C. 食品群別摂取量の変化……33

4 食事摂取基準の活用 35

A. 集団の食事改善を目的とした食事摂取基準の活用……35

　1）エネルギー摂取の過不足の評価……35

　2）栄養素摂取の過不足の評価……36

　3）生活習慣病の予防を目的とした評価……37

第4章 公衆栄養活動のためのプログラムの展開 39

1 アセスメントに基づく課題の明確化と目標設定 39

A. 公衆栄養プログラムとマネジメントサイクル……39

B. 公衆栄養アセスメントに基づく課題の明確化……39

C. 課題に対する改善目標の設定……40

2 プログラムの計画策定 42

A. 計画の立案……42

B. 計画策定の際の留意点……42

C. 事業計画における目標の設定と事業内容の検討……42

D. 事業計画書の作成……42

3 計画したプログラムの実施 45

A. プログラム実施のための準備……45

B. プログラム実施……47

C. 教室・プログラム実施報告書……49

4 プログラムの評価 ·· 50

A. 企画評価……50
B. 過程評価……50
C. 影響評価……51
D. 結果評価……53

5 栄養疫学 ·· 53

A. 記述統計学と推測統計学……53
B. 情報と尺度……53
C. 記述統計量……53
   1）集団の代表値（平均値，中央値，最頻値など）……53
   2）標準偏差（SD）……54
   3）平均値と標準偏差の関係……54
   4）標準誤差（SE）……54
   5）最大値，最小値，レンジ（最大値と最小値の差）……55
   6）尖度と歪度……55
D. χ^2（カイ2乗）検定……55
E. オッズ比とリスク比……57
F. 評価指標……58
   1）経過（過程）評価……58
   2）影響評価……58
   3）結果評価……58
   4）経済評価……58
G. 母平均との比較……59
   1）国民健康・栄養調査結果との比較……59
   2）母平均の検定手順……59

第5章 プレゼンテーションのための応用実習　61

1 地域における健康づくり対策 ······························· 61

2 スライドを用いたプレゼンテーション ······················ 61

A. 相手に伝えたいことを確実に伝えるための方法……61
B. プレゼンテーションの準備……63
   1）スライドを用いたプレゼンテーションで必要になる機器類……63
   2）プレゼンテーションの組み立て……63
   3）プレゼンテーションの流れ……64
   4）スライド作成……65

3 パワーポイントを用いたプレゼンテーション ················ 67

第6章 特定健康診査（特定健診）・特定保健指導　71

A. 特定健診・特定保健指導の導入について……71
B. 特定健診・特定保健指導制度とは……71
C. 保健指導対象者の選定・階層化と保健指導の流れ……71
D. 階層化の手順……72
E. 保健指導の実施……73
F. 特定保健指導の内容……73
G. 特定保健指導（動機づけ支援・積極的支援）の教材作成……74
   1）動機づけ支援のポイント……74
   2）積極的支援のポイント……74
H. 教材事例：「保健指導における学習教材集（確定版）」……74

ワークシート 📖目次

章				ページ	本編の対応ページ
2章	**公衆栄養施策**				
	演習・実習	2-1	国と都道府県の健康増進計画の比較	1	5～8
	演習・実習	2-2	国の第3次食育推進基本計画の目標値の穴埋め	2	9～11
	演習・実習	2-3	国と都道府県の食育推進基本計画の比較	3	〃
3章	**公衆栄養アセスメント**				
	演習・実習	3-1	食物摂取頻度調査（FFQ）の集約と栄養的課題発見	4	29
	演習・実習	3-2	食事摂取基準（2015年版）の集団への適用	6	32～37, 59
	演習・実習	3-3-①	食事調査結果と他集団との比較（エネルギーおよび栄養素等摂取量）	7	32～34, 59
	演習・実習	3-3-②	食事調査結果と他集団との比較（PFC比率）	7	〃
	演習・実習	3-3-③	食事調査結果と他集団との比較（食品摂取量）	7	〃
	演習・実習	3-4	食事摂取基準を用いての評価	9	35
4章	**公衆栄養活動のためのプログラムの展開**				
	演習・実習	4-1	あなたが住民の立場で考える（最終目的）	11	39～44
	演習・実習	4-2	最終目的を実現するための条件について考える	11	〃
	演習・実習	4-3	住民の健康課題・市町村の社会資源について考える	12	〃
	演習・実習	4-4	栄養アセスメントに基づく問題点の把握・目標設定	13	〃
	演習・実習	4-5	長期・中期・短期課題と改善目標設定	15	〃
	演習・実習	4-6	長期・中期・短期目標から事業計画における目標の設定	17	〃
	演習・実習	4-7	事業内容と事業計画書	18	〃
	演習・実習	4-8-①②	健康・栄養課題と事業計画書作成およびポスター作成	19	45～49
	演習・実習	4-9-①	学習・行動・環境・結果目標をたてる	20	50～53
	演習・実習	4-9-②	評価指標および評価指標の収集方法を検討	20	〃
	演習・実習	4-10	事業計画と評価計画の作成	21	42～53
5章	**プレゼンテーションのための応用実習**				
	演習・実習	5-1	プレゼンテーションの準備・整理	23	63～67
	演習・実習	5-2	プレゼンテーションを行う前のチェック	24	〃
	演習・実習	5-3	プレゼンテーションのアウトライン作成	25	〃
	演習・実習	5-4	プレゼンテーション実施前の最終チェック	26	〃
6章	**特定健康診査（特定健診）・特定保健指導**				
	演習・実習	6-1	特定健康診査結果から保健指導の階層化	27	71～73
	演習・実習	6-2	特定健康診査結果から保健指導の階層化（10名）	28	〃
	演習・実習	6-3	特定保健指導（動機づけ支援）で使用する媒体作成	29	74～76
	演習・実習	6-4	特定保健指導（積極的支援）で使用する媒体作成	30	〃
（解答編 演習・実習6-1, 2）				31	71～73

●ワークシートについて●

　公衆栄養学実習の授業においては，公衆栄養活動のためのマネジメント能力を身につけることが目的となっています．

　この実習書は，種々の事例を参考にしながら，ワークシートの演習問題を中心にその能力を身に付けられるように配慮しました．ワークシートの演習問題については，その用紙に直接記入し，冊子のままあるいはそのページを切り離して提出することを想定しています．

　しかし，課題によっては記入欄が少なく，その部分を拡大コピーして記入する方法等で対応していただきたく，お願いします．

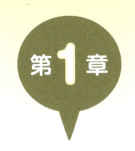

公衆栄養学実習の目的と基本的な考え方

1 公衆栄養学実習の目的

A. 公衆栄養学とは

　公衆栄養学実習ではどのようなことを実習するのでしょうか？　公衆栄養学実習は学生の皆さんにとって比較的わかりにくく，すぐにイメージがわかないかもしれません．実習に入る前に，公衆栄養学とはどのような学問かがわかるように，表1-1に公衆栄養学の特徴をまとめました．

　公衆栄養学は，人間集団を主な対象として，疾病の一次予防を主目的とした学問であるといえます．また，科学であると同時に実践活動を伴い，これは行動科学や食環境などの学際的接近が求められます．さらに，地域や職域などの健康・栄養問題とそれを取り巻く自然，社会，経済，文化的要因に関する情報を収集・分析し，それらを総合的に評価・判定する能力を養うことが望まれています．

B. 管理栄養士の役割と公衆栄養学実習

　1997年に「21世紀の管理栄養士等のあり方検討会」が厚生労働省において，新しい時代が求める管理栄養士像の形成を目指して開催されました．その中で，生活習慣病の予防と治療における栄養指導には，栄養評価・判定に基づく高度な専門知識や技能が必要であることが示されました．その中心的な役割を担うのが管理栄養士であり，「物」から「人」を対象とする栄養専門職種として位置づけるためには，従来の管理栄養士の業務である「複雑または困難な栄

表1-1　公衆栄養学とは

- 個人を含め，主に地域集団を対象として，その栄養・健康・QOLの改善・向上に資するための諸活動を組織的・システム的に企画し，実施し，評価するために必要な知識と技術に関する科学である．
- 個人を含めつつ，基本的には地域集団の栄養改善を通して，健康の維持増進を図り，もってQOLの向上に資するための学問である．
- 人間集団を対象として，疾病の一次予防を主目的とする学問である．
- 地域集団の健康問題が栄養学上のどのような要因に基づくのかを明らかにして，組織的・システム的にその改善を図るための知識と技術に関する学問である．
- 社会の変化を的確に把握し，学問的に対応していくものである．
- 公衆栄養の発達に関する原理と方法を研究する科学である．
- 栄養学や公衆栄養学で発見された原理と方法は実社会に提供して，私たちの生活に活用してこそ本当の価値を持つ．

1 公衆栄養学実習の目的

養の指導」の一部として傷病者（患者）への栄養指導を明確化し，あわせて，他の医療関係職種と同様に，管理栄養士が傷病者（患者）に対して栄養指導する場合には，医師の指示を要することを法律に定める必要性が提言されました．

　この提言を踏まえて，「栄養士法の一部を改正する法律」が公布されました．その中で，管理栄養士の業務は以下のように明文化されています．

> 1. 傷病者に対する療養のための必要な栄養の指導
> 2. 個人の身体状況，栄養状態などに応じた高度の専門的知識及び技術を要する健康の保持増進のための栄養の指導
> 3. 特定多数人に対して継続的に食事を供給する施設における利用者の身体の状況，栄養状態，利用の状況等に応じた特別の配慮を必要とする給食管理及びこれらの施設に対する栄養改善上必要な指導

　現在，管理栄養士は，医療分野においては NST（Nutritional Support Team）への参加，福祉・介護分野では栄養ケア・マネジメントの実施，さらに保健分野においては 2008 年から特定健康診査・保健指導などに参画しています．このように，管理栄養士は，疾病の予防である「保健」，二次予防としての「医療」，三次予防としての「福祉」，「介護」において，対人業務中心の高度な知識や技術が必要とされるさまざまな栄養問題に取り組むようになっています．

　そのため，管理栄養士養成課程においては，保健，医療，福祉および介護のそれぞれの場における栄養マネジメント（栄養アセスメント，栄養サービスの計画，実施，モニタリング，評価，フィードバック）の概念，方法および技術を習得しなければなりません．公衆栄養学実習ではこの中の「保健」分野の栄養マネジメント（これを公衆栄養活動といいます）を遂行するためのスキルを習得することになります．具体的な目標は「地域社会の健康・栄養問題および関連要因の把握，課題分析を行い，地域社会の関係者・関係機関の横断的な連携・協働を促進し，健康・栄養計画立案，実践，モニタリング，評価，フィードバックを行う公衆栄養管理能力の基礎を習得する（管理栄養士養成課程におけるモデルコアカリキュラム 2015 より）」ことです．

　本書では，図 1-1 で示されている公衆栄養活動のプロセスを円滑に実行するための基礎的なスキルを学ぶことを主眼におき，特定健診・特定保健指導に関しては，具体的な指導の方法を学べる形で組み込んでいます．

　管理栄養士は，対人専門職業人です．栄養マネジメントは科学と技術を結合することです．マネジメントサイクルを循環させていくには，高度な科学的知識と最新の技能が，そしてリーダーシップが要求されます．技能は熟練していかなければなりません．しかし，優れた管理栄養士であるためには，これらに加えて人間理解が必要となります．その中でも，公衆栄養学領域においては，特に集団の人間に対するアプローチが必要です．学内および学外の実習において，これらのアプローチ手法を身に付けることは，これからの管理栄養士としてはきわめて重要なことです．

C. 管理栄養士に必要なスキルと公衆栄養学実習

　管理栄養士の持つ学問体系は非常に多様です．しかしながら，別の観点から見ると，このような多様な学問的背景は，管理栄養士という資格によって独占できる業務がないとも考えられ

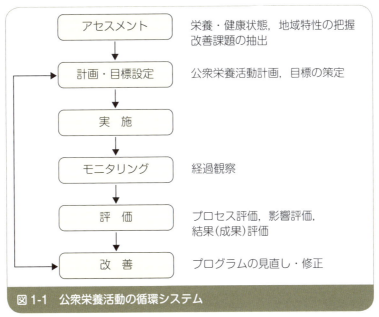

図1-1 公衆栄養活動の循環システム

[出典] 日本栄養改善学会 監：公衆栄養学 2017 年版，伊達ちぐさ 他 編，医歯薬出版，2017 を参考の上作成．

ます．人々の健康行動の変容にかかわる管理栄養士に限らず，医師，保健師，看護師などの医療専門職に職種共通に求められるものは，行動変容に関する理論的基礎の理解およびスキルの習得です．では，その中で，他の医療職種と異なる管理栄養士として，特徴ある支援を行うために必要なことは何でしょうか．

　これらの理論的基礎としては，生理・解剖学，生化学，栄養学などの基礎学問の理解，栄養素・食品摂取と健康や疾病との関連を明らかにする栄養疫学の理解などがあります．技術的な面では，多様な対象者の身体状況・栄養状態，摂取した食事からの栄養素・食物摂取状態などの栄養アセスメントに関するスキルなどがありますが，管理栄養士として重要なスキルは何でしょうか．

　食行動変容はさまざまな要因が絡み合っています．食べ方を変えるのか，食事を準備する段階の行動を変えるのか，情報入手のルートを変えることが必要なのかなど，食行動にはさまざまな行動があることを理解した上で，対象者に対して適切な栄養指導ができなければなりません．定型的な食事記録を求め，市販の栄養価計算ソフトで計算するだけならば，食物摂取状態のアセスメントを行うとして，看護師など他職種でも十分に対応できます．しかし，管理栄養士として栄養指導を行うのであれば，対象者の生活背景や行動変容への準備性，食物に関する知識などを総合的に考慮して，適切な食事調査法を選択し，実施できるなどの応用力が必要です．さらに，食行動には「食物」「料理」という対象物があります．管理栄養士は，対象物である食物・食事の多様なイメージを描けることが必要であり，対象者が求める方向を実現できる食物・料理選択や食事づくりの実際を支援できる力が必要とされています．

　管理栄養士にはこうした栄養領域に固有の理論的基礎と技術を持って管理栄養士の特徴を生かした食行動変容の支援を行っていく必要があります．公衆栄養学実習においては，人間集団を対象としたこれらのスキルを習得することが不可欠です．

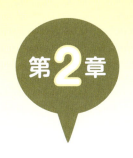

第2章

公衆栄養施策

1 健康づくり対策

A. 第一次国民健康づくり対策

わが国の健康づくり対策は，昭和53（1978）年に第一次国民健康づくり対策として開始されました．この対策は感染症から成人病（生活習慣病）へと疾病構造が変化したことに対応した保健施策で，健康づくりの3要素（栄養・運動・休養）のうち，特に栄養に重点が置かれて実施されました．国民一人ひとりが「自分の健康は自分で守る」という自覚を持つことが基本であり，これを行政が支援するため地域に密着した保健サービスを提供する体制整備として，①生涯を通した健康づくりの推進，②健康づくりの基盤整備，③健康づくりの普及・啓発を柱として取り組みが推進されました．国民への啓発・普及方法としては，「健康づくりのための食生活指針」（1985年）があります．

B.（第二次）国民健康づくり対策（アクティブ80ヘルスプラン）

昭和63（1988）年に人生80年時代を迎え，80歳になっても自分の身の回りのことができ，社会参加もできる活動的な高齢者をめざす（第二次）国民健康づくり対策（アクティブ80ヘルスプラン）が実施されました．より積極的な健康増進をめざし，健康づくりの3要素（栄養・運動・休養）のうち，取り組みが遅れていた運動に重点を置いた健康増進事業が推進されました．国民への啓発・普及方法として「健康づくりのための食生活指針（対象特性別）」（1990年），「健康づくりのための運動指針」（1993年），「健康づくりのための休養指針」（1994年）などがあります．

C. 第三次国民健康づくり対策「21世紀における国民健康づくり運動」（健康日本21）

平成12（2000）年度から少子・超高齢化社会を健康で活力あるものにしていくため「21世紀における国民健康づくり運動」（健康日本21）が策定され，壮年期死亡の減少や，健康寿命の延伸および生活の質の向上を実現することを目的に，一次予防である生活習慣の改善を重視した情報提供などを行う取り組みが推進されました．

健康日本21は，「すべての国民が健やかで心豊かに生活できる活力ある社会とするため，壮年期死亡の減少，健康寿命の延伸および生活の質の向上を実現すること」を目的としていま

1 健康づくり対策

す．一次予防に重点が置かれ，目標指向型健康増進施策として策定されました．運動期間は当初 11 年（2000 年～ 2010 年）とされていましたが，2005 年の中間評価が 2007 年にまとまったため，最終年度が 2012 年まで延長されました．運動の基本方針は，① 一次予防の重視，② 健康づくり支援のための環境整備，③ 目標の設定と評価，④ 多様な実施主体による連携のとれた効果的な運動の推進です．9 分野（① 栄養・食生活，② 身体活動・運動，③ 休養・心の健康づくり，④ たばこ，⑤ アルコール，⑥ 歯の健康，⑦ 糖尿病，⑧ 循環器病，⑨ がん）70 項目が設定されました．2007 年中間評価報告では，新たに目標項目が設定され 80 項目となりました．

D. 第四次国民健康づくり対策「21 世紀における（第二次）国民健康づくり運動」 健康日本 21（第二次）

平成 24（2012）年に，健康日本 21 最終評価結果を踏まえ，第四次国民健康づくり運動として「健康日本 21（第二次）」が告示されました．基本方針は「21 世紀の我が国において少子高齢化や疾病構造の変化が進む中で，生活習慣および社会環境の改善を通じて，子どもから高齢者まで全ての国民が共に支え合いながら希望や生きがいを持ち，ライフステージに応じて，健やかで心豊かに生活できる活力ある社会を実現し，その結果，社会保障制度が持続可能なものとなるよう，国民の健康の増進の総合的な推進を図るための基本的な事項を示し，平成 25 年度から平成 34 年度までの健康日本 21（第二次）を推進する」と示されています．基本的な方向の最上位は，① 健康寿命の延伸，健康格差の縮小とされ，② 生活習慣病の発症予防と重症化予防の徹底〈非感染性疾患（NCD）の予防〉，③ 社会生活を営むために必要な機能の維持および向上，④ 健康を支え，守るための社会的環境の整備，⑤ 栄養・食生活，身体活動・運動，休養，飲酒，喫煙および歯・口腔の健康に関する生活習慣および社会環境の改善が示されています（表 2-1，表 2-2）．

表 2-1　健康日本 21（第二次）の概要

国民の健康の増進の推進に関する基本的な方向〔2013（平成 25）年～ 2022（平成 34）年の 10 ヵ年〕

① 健康寿命の延伸と健康格差の縮小：

　生活習慣の改善や社会環境の整備によって達成すべき最終的な目標

② 生活習慣病の発症予防と重症化予防の徹底（NCD（非感染性疾患）の予防）：

　がん，循環器疾患，糖尿病，COPD に対処するため，一次予防・重症化予防に重点を置いた対策を推進．国際的にも NCD 対策は重要

③ 社会生活を営むために必要な機能の維持および向上：

　国民の自立した日常生活を営むことを目指し，ライフステージに応じ，「こころの健康」「次世代の健康」「高齢者の健康」を推進

④ 健康を支え，守るための社会環境の整備：

　時間的・精神的にゆとりある生活の確保が困難な者も含め，社会全体が相互に支え合いながら健康を守る環境を整備

⑤ 栄養・食生活，身体活動・運動，休養，飲酒，喫煙，歯・口腔の健康に関する生活習慣の改善および社会環境の改善：

　生活習慣病の予防，社会生活機能の維持および向上，生活の質の向上の観点から，各生活習慣の改善を図るとともに，社会環境を改善

［出典］厚生労働省：健康日本 21（第二次）．

表 2-2 健康日本 21（第二次）

1．栄養・食生活

項　目	現状（平成 22 年）	目標（平成 34 年）
① 適正体重を維持している者の増加［肥満（BMI 25 以上），やせ（BMI 18.5 未満）の減少］	● 20 ～ 60 歳代男性の肥満者割合 31.2% ● 40 ～ 60 歳代女性の肥満者割合 22.2% ● 20 歳代女性のやせの者の割合 29.0%	● 20 ～ 60 歳代男性の肥満者割合 28% ● 40 ～ 60 歳代女性の肥満者割合 19% ● 20 歳代女性のやせの者の割合 20%
② 適正な量と質の食事をとる者の増加 　ア　主食・主菜・副菜を組み合わせた食事が 1 日 2 回以上の日がほぼ毎日の者の割合の増加 　イ　食塩摂取量の減少 　ウ　野菜と果物の摂取量の増加	ア．68.1%（平成 23 年） イ．10.6g ウ ● 野菜の摂取量の平均値 282g 　 ● 果物摂取量 100g 未満の者の割合 61.4%（平成 22 年）	80% 8g 350g 30%
③ 共食の増加（食事を 1 人で食べる子どもの割合の減少）	● 朝食　　小学生 15.3% 　　　　　中学生 33.7% ● 夕食　　小学生 2.2% 　　　　　中学生 6.0%	減少傾向へ
④ 食品中の食塩や脂肪の低減に取り組む食品企業および飲食店の登録数の増加	● 食品企業登録数　14 社 ● 飲食店登録数　17,284 店舗 　（平成 24 年）	● 食品企業登録数　100 社 ● 飲食店登録数　30,000 店舗
⑤ 利用者に応じた食事に計画，調理および栄養の評価，改善を実施している特定給食施設の割合の増加	● 管理栄養士・栄養士を配置している施設の割合　70.5%	80%

2．身体活動・運動

項　目	現状（平成 22 年）	目標（平成 34 年）
① 日常生活における歩数の増加	● 20 ～ 64 歳 　男性　7,841 歩 　女性　6,883 歩 ● 65 歳以上 　男性　5,628 歩 　女性　4,585 歩	● 20 ～ 64 歳 　男性　9,000 歩 　女性　8,500 歩 ● 65 歳以上 　男性　7,008 歩 　女性　6,000 歩
② 運動習慣の割合	● 20 ～ 64 歳 　男性　26.3% 　女性　22.9% ● 65 歳以上 　男性　47.6% 　女性　37.6%	● 20 ～ 64 歳 　男性　36% 　女性　33% ● 65 歳以上 　男性　58% 　女性　48%
③ 住民が運動しやすいまちづくり・環境整備に取り組む自治体数の増加	17 都道府県（平成 24 年）	47 都道府県

3．休　養

項　目	現状（平成 22 年）	目標（平成 34 年）
① 睡眠による休養を十分とれていない者の割合の減少	18.4%（平成 21 年）	15%
② 過労働時間 60 時間以上の雇用者の割合の減少	9.3%（平成 23 年）	5%（平成 32 年）

4．飲　酒

項　目	現状（平成 22 年）	目標（平成 34 年）
① 生活習慣病のリスクを高める量を飲酒している者（1 日当たりの純アルコール摂取量が男性 40g 以上，女性 20g 以上の者）の割合の減少	男性 15.3% 女性 7.5%	男性 13% 女性 6.4%

第 2 章　公衆栄養施策

1 健康づくり対策

②	未成年者の飲酒をなくす	●中学生 1 年生 　男性　10.5% 　女性　11.7% ●高校生 3 年生 　男性　21.7% 　女性　19.9%	0%
③	妊娠中の飲酒をなくす	8.7%	0%（平成 26 年）

5. 喫　煙			
①	成人の喫煙率の減少 （喫煙をやめたい者がやめる）	19.5%	12%
②	未成年者の喫煙をなくす	●中学生 1 年生 　男性　1.6% 　女性　0.9% ●高校生 3 年生 　男性　8.6% 　女性　3.8%	0%
③	妊娠中の喫煙をなくす	5.0%（平成 22 年）	0%（平成 26 年）
④	受動喫煙（家庭・職場・飲食店・行政機関・医療機関）の機会を有する者の割合の減少	●行政機関　16.9% ●医療機関　13.3%（平成 20 年） ●職場　64%　（平成 23 年） ●家庭　10.7% ●飲食店　50.1%	●行政機関　0% ●医療機関　0% ●職場　受動喫煙のない職場の実現　（平成 32 年） ●家庭　3% ●飲食店　15%（平成 34 年）

6. 歯・口腔の健康			
①	口腔機能の維持・向上（60 歳代における咀嚼良好者の割合の増加）	73.4%（平成 21 年）	80%
②	歯の喪失防止		
	ア　80 歳で 20 歯以上の自分の歯を有する者の割合の増加	25%（平成 17 年）	50%
	イ　60 歳で 24 歯以上の自分の歯を有する者の割合の増加	60.2%（平成 17 年）	70%
	ウ　40 歳で喪失歯のない者の割合の増加	54.1%（平成 17 年）	75%
③	歯周病を有する者の割合の減少		
	ア　20 歳代における歯肉に炎症所見を有する者の割合の減少	31.7%（平成 21 年）	25%
	イ　40 歳代における進行した歯周炎を有する者の割合の減少	37.3%（平成 17 年）	25%
	ウ　60 歳代における進行した歯周炎を有する者の割合の減少	54.7%（平成 17 年）	45%
④	乳幼児・学童期のう蝕のない者の増加		
	ア　3 歳児でう蝕がない者の割合が 80%以上である都道府県の増加	6 都道府県（平成 21 年）	23 都道府県
	イ　12 歳児の一人平均う蝕数が 1.0 歯未満である都道府県の増加	7 都道府県（平成 23 年）	28 都道府県
⑤	過去 1 年間に歯科検診を受診した者の割合の増加	34.1%（平成 21 年）	65%

2 第3次食育推進基本計画

A. 食育推進基本計画の経緯

　食育推進基本計画は食育基本法に基づき，食育の推進に関する施策の総合的かつ計画的な推進を図るため，食育推進会議において作成されます．

　平成18（2006）年度～平成22（2010）年度の5ヵ年間で実施された食育推進基本計画では国民に食育を広く「周知」することを念頭に取り組みが行われてきました．平成23（2011）年度～平成27（2015）年度の5ヵ年間は第2次食育推進基本計画として食育の「実践」を主眼に計画が実施されてきました．これまで10年間の食育推進の取り組みによる成果と社会環境の変化の中で明らかになった食をめぐる新たな課題などに対して，さらなる食育の推進として平成28（2016）年3月18日に第3次食育推進基本計画を作成しました．

　この第3次基本計画の作成に当たっては，まず，平成26（2014）年8月から平成27（2015）12月までの5回にわたり，食育推進会議に設置された食育推進評価専門委員会において計画の内容について審議し，計画の骨子（案）をまとめました．計画の骨子（案）は平成27（2015）年12月から平成28（2016）1月の間に，インターネットなどにより国民から意見の募集（パブリックコメント）を行った後，食育推進評価専門委員会で議論され3次基本計画（案）をとりまとめました．その後，食育推進会議において，第3次基本計画が決定されました．

　なお，平成27（2015）年9月の食育基本法の改正により，食育推進会議は内閣府から農林水産省への設置となり，それに伴い食育推進会議の会長も内閣総理大臣から農林水産大臣へ移管されています．

B. 第3次食育推進基本計画の構成と概要

　第3次基本計画は，平成28（2016）年度から平成32（2020）年度までの5年間を対象とする計画として作成されました．第3次基本計画では，第2次基本計画の際にコンセプトとした「「周知」から「実践」へ」を引き継ぎ，「実践の環を広げよう」をコンセプトとしています．

C. 食育の推進に関する施策についての基本的な方針

　食育の推進に関する施策についての基本的な方針として5つの重点課題と，第2次基本計画の内容を踏襲した7つの基本的な取り組み方針が掲げられています．

1）重点課題 （表2-3）

　以下の5つです．

　　　① 若い世代を中心とした食育の推進
　　　② 多様な暮らしに対応した食育の推進
　　　③ 健康寿命の延伸につながる食育の推進
　　　④ 食の循環や環境を意識した食育の推進
　　　⑤ 食文化の継承に向けた食育の推進

　なお，これら5つの重点課題に取り組むに当たっては，「子どもから高齢者まで，生涯を通

2 第3次食育推進基本計画

表2-3 食育推進計画の5つの重点課題と具体的目標

重点課題 重点課題の番号は，各目標値と対応しています．
番号のない目標は国民全体を示しています．

1 若い世代を中心とした食育の推進

2 多様な暮らしに対応した食育の推進

3 健康寿命の延伸につながる食育の推進

4 食の循環や環境を意識した食育の推進

5 食文化の継承に向けた食育の推進

具体的な目標		現状値 （27年度）	目標値 （32年度）
●食育に関心を持っている国民を増やす			
	①食育に関心を持っている国民の割合	75.0%	90%以上
●朝食又は夕食を家族と一緒に食べる「共食」の回数を増やす			
2	②朝食又は夕食を家族と一緒に食べる「共食」の回数	週9.7回	週11回以上
●地域等で共食したいと思う人が共食する割合を増やす			
2	③地域等で共食したいと思う人が共食する割合	64.6%	70%以上
●朝食を欠食する国民を減らす			
1	④朝食を欠食する子供の割合	4.4%	0%
	⑤朝食を欠食する若い世代の割合	24.7%	15%以下
●中学校における学校給食の実施率を上げる			
2	⑥中学校における学校給食実施率	87.5% （26年度）	90%以上
●学校給食における地場産物等を使用する割合を増やす			
4	⑦学校給食における地場産物を使用する割合	26.9% （26年度）	30%以上
	⑧学校給食における国産食材を使用する割合	77.3% （26年度）	80%以上
●栄養バランスに配慮した食生活を実践する国民を増やす			
3	⑨主食・主菜・副菜を組み合わせた食事を1日2回以上ほぼ毎日食べている国民の割合	57.7%	70%以上
1 3	⑩主食・主菜・副菜を組み合わせた食事を1日2回以上ほぼ毎日食べている若い世代の割合	43.2%	55%以上
●生活習慣病の予防や改善のために，ふだんから適正体重の維持や減塩等に気をつけた食生活を実践する国民を増やす			
3	⑪生活習慣病の予防や改善のために，ふだんから適正体重の維持や減塩等に気をつけた食生活を実践する国民の割合	69.4%	75%以上
	⑫食品中の食塩や脂肪の低減に取り組む食品企業の登録数	67社 （26年度）	100社以上
●ゆっくりよく噛んで食べる国民を増やす			
3	⑬ゆっくりよく噛んで食べる国民の割合	49.2%	55%以上
●食育の推進に関わるボランティアの数を増やす			
	⑭食育の推進に関わるボランティア団体等において活動している国民の数	34.4万人 （26年度）	37万人以上
●農林漁業体験を経験した国民を増やす			
4	⑮農林漁業体験を経験した国民（世帯）の割合	36.2%	40%以上
●食品ロス削減のために何らかの行動をしている国民を増やす			
4	⑯食品ロス削減のために何らかの行動をしている国民の割合	67.4% （26年度）	80%以上
●地域や家庭で受け継がれてきた伝統的な料理や作法等を継承し，伝えている国民を増やす			
5	⑰地域や家庭で受け継がれてきた伝統的な料理や作法等を継承し，伝えている国民の割合	41.6%	50%以上
1 5	⑱地域や家庭で受け継がれてきた伝統的な料理や作法等を継承している若い世代の割合	49.3%	60%以上
●食品の安全性について基礎的な知識を持ち，自ら判断する国民を増やす			
3	⑲食品の安全性について基礎的な知識を持ち，自ら判断する国民の割合	72.0%	80%以上
1 3	⑳食品の安全性について基礎的な知識を持ち，自ら判断する若い世代の割合	56.8%	65%以上
●推進計画を作成・実施している市町村を増やす			
	㉑推進計画を作成・実施している市町村の割合	76.7%	100%

［出典］農林水産省：食育推進施策の課題と取組（特集）「第3次食育推進基本計画の概要」より改変．

じた取り組みを推進すること」,「国,地方公共団体,教育関係者,農林漁業者,食品関連事業者,ボランティアなどが主体的かつ多様に連携・協働しながら食育の取り組みを推進すること」の2つの視点に十分留意する必要があるとしています.

2）基本的な取り組み方針

以下の7つです.

① 国民の心身の健康の増進と豊かな人間形成

② 食に関する感謝の念と理解

③ 食育推進運動の展開

④ 子どもの食育における保護者,教育関係者らの役割

⑤ 食に関する体験活動と食育推進活動の実践

⑥ わが国の伝統的な食文化,環境と調和した生産者らへの配慮および農山漁村の活性化と食料自給率の向上への貢献

⑦ 食品の安全性の確保などにおける食育の役割

D. 食育の推進の目標に関する事項

第3次基本計画では総合的な目標および5つの重点課題に関する21の目標を設定しています（表2-3）.

3 母子保健における公衆栄養施策

ここでは公衆栄養施策の例として,母子保健対策について取り上げます.母子保健対策としては,思春期から妊娠,出産,育児期,新生児期,乳幼児期を通じて,それぞれの時期に最もふさわしいサービスが行われ,生涯を通じた健康づくりの基礎としてその対策はきわめて重要です.

A. 妊娠・出産期を対象とする栄養教育実習

妊娠期の栄養状態は,母体および胎児の発育に影響し,さらに分娩後の回復や母乳分泌,後の母親の生活習慣病の発症にも影響を及ぼすことが明らかにされています.

近年,若い女性でエネルギーや各種栄養素の摂取量が必要量を下回るものが見受けられ,それが要因となって低体重（やせ）の者の割合が増加するなど体格が変化しています.妊娠期においても必要な摂取量が確保されていない状況にあり,低出生体重児の割合が増加しています.このような現状から,2006年2月に「妊産婦のための食生活指針」（「健やか親子21」推進検討会報告）が作成されました（表2-4）.

妊娠期および授乳期の女性における望ましい食生活の実現に向け,「妊産婦のための食事バランスガイド」では,「何をどれだけ食べたらよいか」をわかりやすく解説しています（図2-1）.また,体格区分別の妊娠全期間の推奨体重増加量（表2-5）には,肥満や低体重（やせ）など妊婦個々人の体格に応じた,適正な体重増加量が示されています.

3　母子保健における公衆栄養施策

表 2-4　妊産婦のための食生活指針

①　妊娠前から，健康なからだづくりを

妊娠前に痩せすぎ，肥満はありませんか．健康な子どもを産み育てるためには，妊娠前からバランスのよい食事と適正な体重を目指しましょう

②　「主食」を中心にエネルギーをしっかりと

妊娠期・授乳期は食事のバランスや活動量に気を配り，食事量を調節しましょう．また体重の変化も確認しましょう

③　不足しがちなビタミン・ミネラルを，「副菜」でたっぷりと

緑黄色野菜を積極的に食べて葉酸などを，摂取しましょう．特に妊娠を計画していたり，妊娠初期の人には神経管閉鎖障害発症リスク低減のために，葉酸の栄養機能食品を利用することもすすめられます

④　からだづくりの基礎となる「主菜」は適量を

肉，魚，卵，大豆料理をバランスよくとりましょう．赤身の肉や魚などを上手に取り入れて，貧血を防ぎましょう．ただし，妊娠初期にはビタミン A の過剰摂取に気をつけて

⑤　牛乳・乳製品などの多様な食品を組み合わせて，カルシウムを十分に

妊娠期・授乳期には，必要とされる量のカルシウムが摂取できるように，偏りのない食習慣を確立しましょう

⑥　妊娠中の体重増加は，お母さんと赤ちゃんにとって望ましい量に

体重の増え方は順調ですが，望ましい体重増加は，妊娠前の体型によっても異なります

⑦　母乳育児も，バランスのよい食生活のなかで

母乳育児はお母さんにも赤ちゃんにも最良の方法です．バランスのよい食生活で，母乳育児を継続しましょう

⑧　たばことお酒の害から赤ちゃんを守りましょう

妊娠・授乳中の喫煙，受動喫煙，飲酒は，育児や乳児の発育，母乳分泌に影響を与えます．禁煙，禁酒に努め，周囲にも努力を求めましょう

⑨　お母さんと赤ちゃんの健やかな毎日は，体と心にゆとりのある生活から生まれます

赤ちゃんや家族との暮らしを楽しんだり，毎日の食事を楽しむことは，からだと心の健康につながります

［出典］厚生労働省：平成 18 年「健やか親子 21」推進検討会報告.

表 2-5　体格区分（妊娠全期間を通しての推奨体重増加量）

体格区分		推奨体重増加量
低体重（やせ）	：BMI 18.5 未満	9〜12kg
ふつう	：BMI 18.5 以上 25 未満	7〜12kg[1]
肥　満	：BMI 25.0 以上	個別対応[2]

体格区分は非妊娠時の体格
BMI（body mass index）：体重（kg）／身長（m）^{2}
1. 体格区分が「ふつう」の場合 BMI が「低体重（やせ）」に近い場合には推奨体重量の上限側に近い範囲を，「肥満」に近い場合には，推奨体重増加量の下限側に近い範囲を推奨することが望ましい.
2. BMI が 25.0 をやや超える程度の場合はおおよそ 5kg を目安とし，著しく超える場合には他のリスクを考慮しながら，臨床的な状況を踏まえ個別に対応していく.
　　　　　　　　　　［出典］厚生労働省：平成 18 年「健やか親子 21」推進検討会報告.

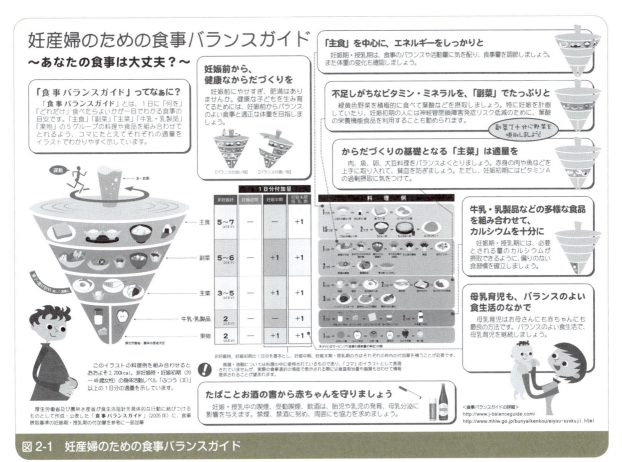

図 2-1 妊産婦のための食事バランスガイド

[出典] 厚生労働省：妊産婦のための食事バランスガイド，2005.

B. 授乳・離乳期（乳児期）を対象とする公衆栄養施策

　乳児期は新生児期を含めて生後1年までを指し，乳児期の栄養補給は授乳期と離乳期に分けられます．授乳期および離乳期は母子の健康にとって，母子・親子の関係にとって重要な時期です．

　母乳育児の推奨や離乳食の開始・進行への適切な支援が必要なことから，平成19（2007）年3月「授乳・母乳育児の支援ガイド」が厚生労働省により策定されました．この支援ガイドを通して，授乳・離乳への理解を深め，適切な支援を進めていくことが期待されています．

　離乳の支援に当たっては，子どもの健康を維持し，成長・発達を促すよう支援するとともに，育児の支援と同様，健やかな母子・親子関係の形成を促進し，育児に自信を持たせることを基本としています．また生活リズムを身に付け，食べる楽しさを体験していくことができるよう，一人ひとりの子どもの「食べる力」を育むための支援が推進されることをねらいとしています（図 2-2）．

C. 幼児期を対象とする公衆栄養施策

1）幼児期の特性

　幼児期とは満1歳から学童期に達するまでをいいます．離乳が完了し，幼児期に入ると食べられる食品の種類が増えてきます．摂食行動も「食べさせてもらう」ことから，「自分で食べる」ことができる力を身に付けてきます．その一方で，食べ物の好き嫌いや，遊び食べ，のろのろ食べなど，食生活上の問題も出てくるようになります．

　近年は幼児期のアレルギーの増加が顕著になってきています．食生活の変化により，牛乳・

3 母子保健における公衆栄養施策

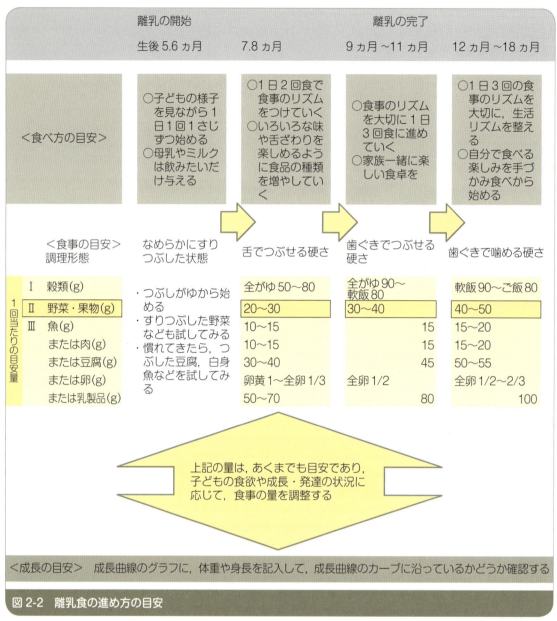

図 2-2 離乳食の進め方の目安

[出典] 厚生労働省:「離乳・授乳の支援ガイド」, 平成 19 年 3 月.

鶏卵などのたんぱく質源を多く摂取するようになったことが原因と考えられています. 食物アレルギーの場合は, 原因食品を確認して除去食による食事療法を実施します.

3 歳未満児は養育者と過ごす時間が多いことから, この時期の栄養教育は養育者に実施します. 3 歳以上児では保育所や幼稚園に通うことが多くなるため, それらの施設で栄養教育を受けることが多くなります. いずれの場合も幼児の栄養状態, 食生活を的確に把握し, 問題点を明らかにして, 栄養教育に取りかかることが必要です. また, 幼児の食行動は養育者の影響を強く受けることから, 育児を通じてどのような親子関係を築いてきたかということや, 両親の食生活などを把握することも重要です.

4 食生活指針

A. 食生活指針策定の変遷

これまでの食生活指針策定の経緯は図 2-3 のとおり，昭和 60（1985）年に健康づくりのための食生活指針が策定されて以降，平成 2（1990）年には対象特性別食生活指針として，① 成人病予防のための食生活指針，② 女性（母性を含む）のための食生活指針，③ 成長期のための食生活指針，④ 高齢者のための食生活指針の 4 つのライフステージ別に指針が示されました．

続いて，平成 12（2000）年に文部省（現 文部科学省），厚生省（現 厚生労働省），農林水産省の 3 省合同で策定されています．

B. 平成 28 年改定の食生活指針

肥満予防とともに高齢者の低栄養や女性のやせの予防が重要な健康課題になっていることを踏まえ，適度な身体活動量と食事量の確保の観点から，該当項目を 7 番目から 3 番目に変更しています．また，食品ロスの削減など環境に配慮した食生活の実現を目指し，表現の一部を見直しています．

C. 食生活指針の構成（図 2-4）

「食生活指針」は，食料生産・流通から食卓，健康へと幅広く食生活全体を視野に入れ，作成されていることが大きな特徴です．その内容は，生活の質（QOL）の向上を重視し，バランスのとれた食事内容を中心に，食料の安定供給や食文化，環境にまで配慮したものになっています．

図 2-4 の食生活指針の① と⑩ の項目は，「…しましょう」と表現していますが，まずは健全な食生活をどう楽しむかを考えてもらうこととしています．続く，② 〜⑨ の項目の内容を実践するなかで，食生活を振り返って，改善するという PDCA サイクルの活用により，実践を積み重ねていくことをねらいとしています．

4　食生活指針

昭和60年	「健康づくりのための食生活指針」策定
	国民ひとりひとりが食生活改善に取り組むよう策定
平成2年	「対象特性別の食生活指針」策定
	個々人の特性に応じた具体的な食生活の目標として，以下の対象特性別の指針を策定 ・成人病予防のための食生活指針 ・女性（母性を含む）のための食生活指針 ・成長期のための食生活指針 ・高齢者のための食生活指針
平成12年	「食生活指針」策定
	健康・栄養についての適正な情報の不足，食習慣の乱れ，食料の海外依存，食べ残しや食品の廃棄の増加などにより，栄養バランスの偏り，生活習慣病の増加，食料自給率の低下，食料資源の浪費などの問題の解決に向け，文部省・厚生省・農林水産省の三省で新たな「食生活指針」を策定
	平成17年 「食事バランスガイド」作成
	食生活指針を具体的な行動に結びつけるものとして，1日に，「何を」，「どれだけ」食べたらよいかを考える際の参考として，食事の望ましい組み合わせとおおよその量をイラストでわかりやすく示した
平成28年	「食生活指針」改定
	「食生活指針」策定から16年が経過し，その間に食育基本法の制定，「健康日本21（第二次）」の開始，平成28年3月には食育基本法に基づく第3次食育推進基本計画が作成されるなど，食生活に関する幅広い分野での動きを踏まえて改定

図2-3　食生活指針策定の変遷

［出典］厚生労働省：食生活指針普及啓発用スライド集
（http://www.mhlw.go.jp/file/06-Seisakujouhou-10900000-Kenkoukyoku/0000132166.ppt）より．

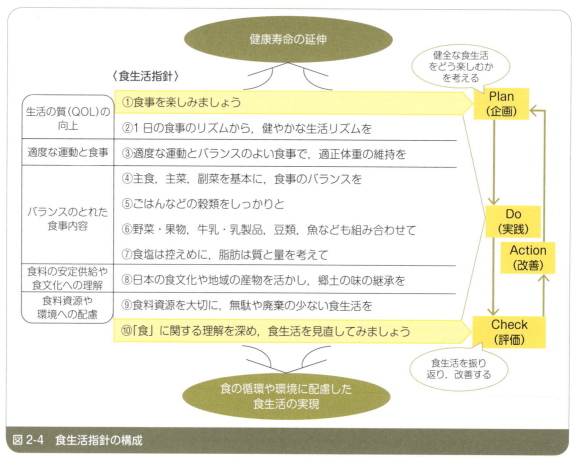

図2-4　食生活指針の構成

［出典］文部科学省，厚生労働省，農林水産省：食生活指針の解説要領（平成28年）
（http://www.maff.go.jp/j/shokuiku/attach/pdf/shishinn-5.pdf）より．

5 食事摂取基準（集団を対象に用いる場合）

A. 集団の食事改善を目的とした食事摂取基準の活用の基本的な考え方

公衆栄養活動の一環として，地域や職域など集団を対象とした食事改善を目的とした取り組みを実施する際，栄養摂取状況調査（食事調査）を実施し，事前の状況把握と中間・事後の評価を行うことが求められます．この際，「日本人の食事摂取基準」（以下，食事摂取基準）を指標として適用することで，より客観的な評価を行うことが可能です（表2-6，図2-5）．

B. 食事摂取状態の評価

1）エネルギー摂取状況の評価

エネルギー摂取の過不足を評価する場合には，基本的に対象者の身長と体重から体格指数BMI（body mass index）を求め，その分布を確認します．エネルギーについては，BMIが目標とする範囲内にある人（または目標とする範囲外にある人）の割合を求めます．なお，目標

表2-6 日本人の食事摂取基準で示されている指標の概要

- 推定平均必要量（estimated average requirement, EAR）：
  母集団に属する50％の人が必要量を満たすと推定される1日の摂取量
- 推奨量（recommended dietary allowance, RDA）：
  母集団のほとんどの人において1日の必要量を満たすと推定される摂取量
- 目安量（adequate intake, AI）：
  十分なデータが得られずEAR，RDAが決定されない場合，ある集団の人々が一定の栄養状態を維持するのに十分な量
- 目標量（tentative dietary goal for preventing life-style related diseases, DG）：
  生活習慣病の予防を目標として，当面の目標とすべき摂取量
- 耐容上限量（tolerable upper intake level, UL）：
  健康障害をもたらす危険がないとみなされる習慣的な摂取量の上限を与える量

[出典] 厚生労働省：日本人の食事摂取基準（2015年版）．

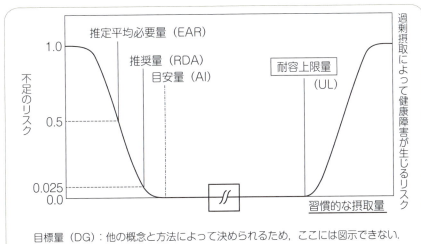

目標量（DG）：他の概念と方法によって決められるため，ここには図示できない．

図2-5 食事摂取基準の各指標（推定平均必要量，推奨量，目安量，耐容上限量）を理解するための概念図

[出典] 厚生労働省：日本人の食事摂取基準（2015年版）より一部改変．

5　食事摂取基準（集団を対象に用いる場合）

とするBMIの範囲については，通常，食事摂取基準で示されている年齢階級別のBMIの範囲を適用すればよいです．ただし，対象集団に18歳未満者が含まれている場合や，特別な目的について取り組む場合は，別の指標を用いたり，目標とする範囲を変更することも考慮します．

2）栄養素摂取状況の評価

栄養素については，食事調査によって得られる摂取量の分布を用います．しかし，食事調査法に起因する測定誤差（特に過小申告・過大申告と日間変動）が結果に及ぼす影響の意味と程度を十分に理解して評価を行わなければなりません．集団においては，特に過小申告・過大申告の程度が，適切な評価に強く影響を及ぼすことについて留意しておく必要があります．

また，食事摂取基準の指標を適用する客観的な評価を行う場合，個別の栄養素摂取量は，秤量記録法，目安量記録法，24時間思い出し法などから得られた複数日（2日以上）の食事調査成績を用い，習慣的な摂取量を推計して，対応することが求められます．

なお，食物摂取頻度調査法や食事歴法から求められる栄養素摂取量は，同一調査法内における集団内での個人の位置づけを示しているにすぎないため，絶対的な摂取量として評価することはできません．

① 推定平均必要量を用いる場合

推定平均必要量（EAR）が示されている栄養素については，EARを下回る人の割合を算出します．真に正しい割合を求めるためには，確率法と呼ばれる方法を用いる必要があるのですが，現実的には確率法が利用可能な条件*が整うことはめったにありません．そこで，簡便法としてカットポイント法と呼ばれる方法を用いることが一般的です．ただし，必要量の分布形が正規分布から大きく歪んでいる場合は，カットポイント法で求めた値は真の割合から遠くなることが理論的に明らかとなっています．具体的にこの問題を有する代表的な栄養素は鉄です．また，摂取量の平均値ならびにその分布がEARから大きく離れている場合も，カットポイント法で求めた値は真の割合から離れてしまいます．これらの点はいずれも十分に留意しておく必要があります．

② 目安量を用いる場合

目安量（AI）を指標として用いる場合は，摂取量の中央値がAI以上であるのかどうかを確認します．ただし，摂取量の中央値がAI未満の場合は，不足状態にあるかどうかの判断はできません．

③ 耐容上限量を用いる場合

耐容上限量（UL）については，摂取量の分布とULを確認して，ULを超えて摂取している人の割合を算出します．なお，分布の形が正規分布か大きく歪んでいなければULを上回る人の割合は，健康障害をもたらす危険がないとみなされる習慣的な摂取量の上限を超えて摂取している人の割合と一致します．

④ 目標量を用いる場合

目標量（DG）については，摂取量の分布を確認し，DG（1点）もしくは，DGの上限からDGの下限の範囲を逸脱する人の割合を算出します．

---

*確率法が利用可能な条件：
・特定の栄養素について，習慣的な摂取量と必要量の間に独立した関係がある（相関関係がない）こと．
・当該栄養素に関し，必要量の分布が既知となっていること．

3）食事改善の計画と実施（図 2-6）

① エネルギー摂取量の過不足

　エネルギー摂取の過不足に関する食事改善の計画立案および実施には，BMI または体重変化量を確認します．BMI が目標とする範囲内にとどまっている人の割合を増やすことを目的として計画を立案します．数ヵ月間（少なくとも 1 年以内）に 2 回以上は評価を実施し，体重変化を指標として用いる計画を立案することが求められます．

② 栄養素の摂取不足

　栄養素の摂取不足からの回避を目的とした食事改善の計画立案および実施には，EAR または AI を用います．EAR では，EAR を下回って摂取している人の集団内における割合をできるだけ少なくするための計画を立案します．AI では，摂取量の中央値が AI 付近かそれ以上であれば，その摂取量を維持する計画を立案します．ただし，摂取量の中央値が AI を下回っている場合では，不足状態にあるのかどうかの判断はできません．なお，大幅に下回っている場合には，エネルギーや他の栄養素の摂取，身体計測や臨床検査の結果などを考慮した総合的な判断を行い，摂取量を改善する必要性や具体的な対応を検討する必要があります．

③ 栄養素の過剰摂取からの回避

　栄養素の過剰摂取からの回避を目的とした食事改善の計画立案および実施には，UL を用います．集団内のすべての人の摂取量が耐容上限量未満になるための計画を立案する必要があります．耐容上限量を超えた摂取は避けるべきであり，それを超えて摂取している人の存在が明らかになった場合は，この問題を解決するため，速やかに計画や取り組みの内容を確認・修正し，対応することが求められます．

④ 生活習慣病の発症予防

　生活習慣病の発症予防を目的とした食事改善の計画立案および実施には，DG を用います．摂取量が目標量の範囲内に入る人，または近づく人の割合を増やすことを目的とした計画を検

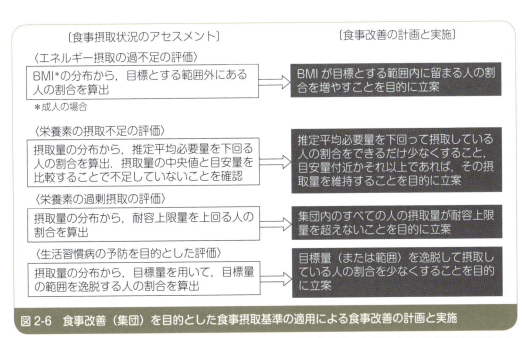

図 2-6　食事改善（集団）を目的とした食事摂取基準の適用による食事改善の計画と実施

［出典］厚生労働省：「日本人の食事摂取基準」活用検討会報告書より．

6 食品表示制度

討します．

　予防を目的とする生活習慣病が，関連する他の栄養関連因子ならびに非栄養性の関連因子の存在とその程度を明らかにし，これらを総合的に考慮した上で，対象とする栄養素の摂取量の改善の程度を判断することが勧められます．また，生活習慣病の特徴から考え，長い年月にわたって実施可能な食事改善の計画立案とその効果的な実施が望まれます．

6 食品表示制度（栄養表示基準，アレルゲンを含む食品に関する表示，保健機能食品，特別用途食品）

A. 食品表示法（食品表示制度）の概要

　従来，食品の表示に関する一般的な基準は，食品衛生法，農林物資の規格化および品質表示の適正化に関する法律（JAS法），健康増進法の3法にそれぞれ示されていました（図2-7）．しかし，本来目的が異なる3つの法律で基準が定められていたことなどから，制度や仕組みが複雑であり，消費者と事業者の双方にとって，理解しづらい状況となっていました．

　食品表示法はこれら3法に示されていた食品の表示にかかわる規定をひとつにまとめたものであり，平成25（2013）年に制定され，平成27（2015）年4月1日より施行されています．法律の目的やその内容がひとつに整理されたことにより，整合性の取れたルールの策定が可能となりました．これにより，消費者・事業者の両者にとって，よりわかりやすい表示を実現する仕組みが構築されました．

　従来の表示と大きく変わったポイントとしては，栄養成分表示の義務化，アレルゲンを含む食品に関する表示（アレルギー表示）の改善，虚偽表示に関する罰則強化の3点が挙げられます．

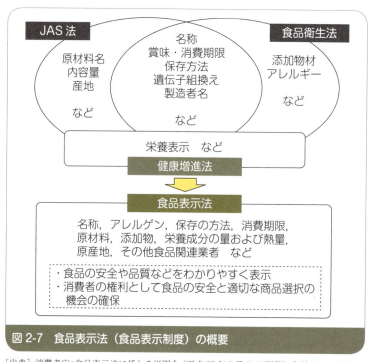

図2-7 食品表示法（食品表示制度）の概要

［出典］消費者庁：食品表示法に係わる説明会（平成25年7月29日開催）資料より一部引用．

B. 栄養表示基準

　消費者に販売される容器包装に入れられた加工食品および添加物は，食品表示基準に基づいて，栄養成分表示（表2-7）が義務付けられています．この際，「栄養成分表示」の文言に続いて，100g，100mL，1食分，1包装などの食品単位を明記しなければなりません．また，1食分で示す場合には，1食分の具体的な量も併記する必要があります．義務表示となっているエネルギー，たんぱく質，脂質，炭水化物，食塩相当量については，表示の順序変更はできないことになっています（表2-8）．なお，値が0（ゼロ）であるものは，複数の栄養成分を一括して表示することができます．

　一方，栄養成分の量および熱量（エネルギー量）に関して「たっぷり」や「低〜」というような強調表示（表2-9）を行う場合には，強調する栄養成分または熱量について，基準を満た

表2-7 栄養成分表示

栄養成分表示 100g 当たりまたは1食分（〇〇 g）当たり	
エネルギー	〇〇 kcal
たんぱく質	〇〇 g
脂　質	〇〇 g
炭水化物	〇〇 g
食塩相当量	〇〇 g

（義務表示事項のみ表示する場合の例）

表2-8　栄養成分表示をする際の表示区分（義務表示，推奨表示，任意表示）と各対象成分［一般用加工食品の場合］

義務表示[1]	熱量，たんぱく質，脂質，炭水化物，ナトリウム（食塩相当量で表示）
推奨表示[2]	飽和脂肪酸，食物繊維
任意表示[3]	糖類，糖質，コレステロール，n-3系脂肪酸，n-6系脂肪酸，ミネラル類（ナトリウムを除く），ビタミン類

1）義務表示：栄養成分表示をする場合に必ず表示しなければならない成分など
2）推奨表示：義務表示ではないが，積極的に表示を推進するよう努めなければならない成分
3）任意表示：義務表示および推奨表示対象成分以外表示できる成分

［出典］消費者庁食品表示企画課：新しい食品表示制度について（2015）を一部改変．

表2-9　栄養強調表示の区分と要点

区　分	要　点
絶対表示	単に，高い旨や低い旨を強調する場合には，定められた当該栄養成分の下限や上限の基準を満たしていなければなりません
相対表示	低減された旨の表示をする場合（熱量，脂質，飽和脂肪酸，コレステロール，糖類およびナトリウム）および強化された旨の表示をする場合（たんぱく質および食物繊維）には，絶対差に加え，新たに25%以上の相対差が必要となります
無添加強調表示	食品への糖類無添加，ナトリウム塩無添加に関する強調表示は，それぞれ一定の条件を満たす必要があります

［出典］群馬県健康福祉部食品安全局：ググっと役立つ食品表示ガイド（2016）より引用改変．

6　食品表示制度

すことが求められています.

C. アレルゲンを含む食品に関する表示（アレルギー表示）

　近年，乳幼児から成人に至るまで，特定の食物が原因でアレルギー症状を起こす人が増加しています.　また，血圧の低下や意識障害を伴う重篤なアナフィラキシーショックを起こす人も年々増加しています.　このため，この種の食品の摂取による健康被害を防止するため，容器包装された加工食品には，アレルゲンを表示することが求められています（表2-10）.　アレルゲンに関する情報を表示することによって，アレルギー症状の発生を未然に防ぎ，摂取可能な食品を適切に選択することができるようになります（図2-8）.

D. 保健機能食品

　一般に，健康の保持増進に資する食品として販売・利用されている，いわゆる健康食品のうち，国の表示制度で認められているものが保健機能食品です.　この中には，栄養機能食品，特定保健用食品，機能性表示食品の3種類があります（表2-11）.

　栄養機能食品は，国が定めた規格基準に基づき事業者が自己で認証するものです.

表2-10　アレルゲンを含む食品に関する表示

区　　分	食　品　名
表示義務あり （特定原材料）	えび，かに，小麦，そば，卵，乳，落花生 以上，7品目
表示を推奨 （特定原材料に準ずるもの）	あわび，いか，いくら，オレンジ，カシューナッツ，キウイフルーツ，牛肉，くるみ，ごま，さけ，さば，大豆，鶏肉，バナナ，豚肉，まつたけ，もも，やまいも，りんご，ゼラチン 以上20品目

食物アレルギーの原因物質は，時代の変化とともに変わっていく可能性があると考えられるため，新たな知見や報告により適宜，特定原材料などの見直しが行われます.

［出典］消費者庁：アレルゲンを含む食品に関する表示より

○個別に表示する場合

> 原材料名：じゃがいも，にんじん，ハム（卵・豚肉を含む），マヨネーズ（卵・大豆を含む），たんぱく加水分解物（牛肉・さけ・さば・ゼラチンを含む）／調味料（アミノ酸など）

○一括して表示する場合

> 原材料名：じゃがいも，にんじん，ハム，マヨネーズ，たんぱく加水分解物／調味料（アミノ酸など），（一部に卵・豚肉・大豆・牛肉・さけ・さば・ゼラチンを含む）

※アレルギー表示は，原則，個別表示.　例外として，一括表示も可.

図2-8　アレルギー表示の例

［出典］消費者庁：アレルギー表示について
（http://www.caa.go.jp/foods/pdf/food_index_8_161222_0001.pdf）より一部改変.

表 2-11 栄養機能食品・特定保健用食品・機能性表示食品の制度・表示・対象成分・対象食品・マークの比較

	栄養機能食品	特定保健用食品	機能性表示食品
制　　度	規格基準型（自己認証）	個別評価型（国が安全性，有効性を確認）	届出型（一定要件を満たせば事業者責任で表示）
表　　示	国が決めた栄養機能表示 例）カルシウムは骨や歯の形成に必要な栄養素です	構造・機能表示，疾病リスク低減表示 例）お腹の調子を整える	事業者責任で構造・機能表示 例）本品にはヒアルロン酸Naが含まれます．ヒアルロン酸Naは肌の水分保持に役立ち，乾燥を緩和する機能があることが報告されています
対象成分	ビタミン13種・ミネラル6種・n-6系脂肪酸	食物繊維（難消化デキストリンなど），オリゴ糖，茶カテキン，ビフィズス菌，各種乳酸菌など多種類	ビタミン・ミネラルや成分特定できないものは除く，定量および訂正確認が可能で作用機序が明確なもの
対象食品	加工食品，錠剤カプセル形状食品，生鮮食品	加工食品，サプリメント形状の食品はほとんど許可されていない	生鮮食品，加工食品，サプリメント形状の加工食品
マーク	なし	あり	なし

［出典］消費者庁：機能性表示食品制度の概要と現状−食品の機能性表示制度及び関連する制度比較表（http://www.caa.go.jp/policies/policy/food_labeling/other/pdf/kinousei_kentoukai_160122_0003.pdf）より一部改変.

表 2-12　特定保健用食品の区分と内容

・特定保健用食品

健康増進法第26条第1項の許可又は同法第29条第1項の承認を受けて，食生活において特定の保健の目的で摂取をする者に対し，その摂取により当該保健の目的が期待できる旨の表示をする食品

・特定保健用食品（疾病リスク低減表示）

　関与成分の疾病リスク低減効果が医学的・栄養学的に確立されている場合，疾病リスク低減表示を認める特定保健用食品

・特定保健用食品（規格基準型）

　特定保健用食品としての許可実績が十分であるなど科学的根拠が蓄積されている関与成分について規格基準を定め，消費者委員会の個別審査なく，事務局において規格基準に適合するか否かの審査を行い許可する特定保健用食品

・条件付特定保健用食品

　特定保健用食品の審査で要求している有効性の科学的根拠のレベルには届かないものの，一定の有効性が確認される食品を，限定的な科学的根拠である旨の表示をすることを条件として，許可対象と認める．

　許可表示：「○○を含んでおり，根拠は必ずしも確立されていませんが，△△に適している可能性がある食品です．」

［出典］消費者庁：特定保健用食品（http://www.caa.go.jp/foods/pdf/syokuhin86.pdf）より抜粋一部改変

　特定保健用食品は，食生活において特定の保健の目的で利用する者に対して，その保健の目的が期待できる旨の表示ができる食品のことです．製品ごとに食品の有効性や安全性について消費者庁による個別審査を受けて許可を得る必要があります．さらに特定保健用食品には，特定保健用食品（疾病リスク低減表示），特定保健用食品（規格基準型），条件付き特定保健用食品の3区分があります（表2-12）.

6　食品表示制度

　機能性表示食品は，事業者の責任において，科学的根拠に基づいた機能性を表示した食品を指します．国の定めた一定のルールに基づき，安全性や機能性に関する評価を実施し，生産・製造，品質の管理の体制，健康被害の情報収集体制を整え，商品の販売日の60日前までに消費者庁長官へ届け出ることになっています．届け出られた内容は，消費者庁のウェブサイトで公開されます．このため，消費者は商品の安全性や機能性がどのように確保されているのかなどについて，商品の情報を販売前に確認することが可能です．

E. 特別用途食品

　特別用途食品とは，乳児，幼児，妊産婦，病者などの発育，健康の保持・回復などに適する特別の用途について表示する食品のことです．特別用途食品として食品を販売するためには，その表示について国の許可を受ける必要があります．

　特別用途食品には，病者用食品，妊産婦・授乳婦用粉乳，乳児用調製粉乳およびえん下困難者用食品があります（図2-9）．表示の許可に当たっては，許可基準があるものについては，その適合性の審査が求められます．また，許可基準のないものについては，個別に評価を受ける必要があります．

　なお，健康増進法に基づく「特別の用途に適する旨の表示」の許可には，特定保健用食品も含まれます．

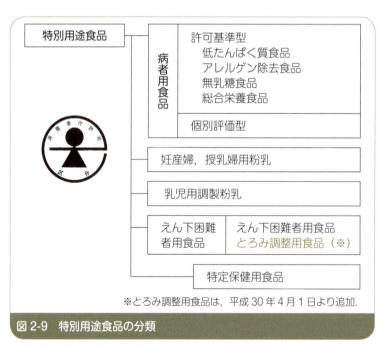

図2-9　特別用途食品の分類

［出典］消費者庁：特別用途食品の分類図（http://www.caa.go.jp/policies/policy/food_labeling/health_promotion/pdf/health_promotion_170511_0001.pdf）を一部改変．

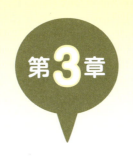

第3章

公衆栄養アセスメント

1 食事調査の種類と方法

A. 食事調査法の種類

　公衆栄養活動を進める上で，地域住民や特定集団の栄養問題を見つけることが重要となります．そのためには食事調査を実施することが必要です．食事摂取状況を把握しエネルギー・栄養素摂取量を明らかにすることは，疾病の予防，健康の維持増進に必要であるといえます．

　食事調査法には，「食事記録法」「24時間思い出し法」「食物摂取頻度調査法」「食事歴法」「陰膳法」などがあります．代表的な「食事記録法」「24時間思い出し法」「食物摂取頻度調査法」について，その特徴を表3-1にまとめました．

B. 食事調査の計画

　食事調査法の計画には，以下のような事項を踏まえて検討する必要があります．
　① 目的は何か
　② 対象は誰か（一般住民・幼児・学童・成人・高齢者・病者・障害者など）
　③ 調査規模はどれくらいか（全国調査・都道府県調査・市町村調査・一地域など）
　④ 人数規模はどれくらいか
　⑤ 調査期間はどれくらいか
　⑥ 食品または食品群，食習慣に関する質的情報，エネルギーや栄養素，食品の摂取量など量的情報が必要か
　⑦ ある地域や集団の平均的な摂取量または個人の摂取量が必要か
　⑧ 栄養指導などが必要な人をスクリーニングするための調査か
　⑨ 食事調査以外に実施する調査はあるか（身体状況調査・生活習慣調査など）
　⑩ 予算いくらあるか
　⑪ 時間（調査期間や集計・解析にかけられる時間）はどれくらいあるか
　⑫ 調査員の確保はできるか（調査に必要な技術を習得しているか）
　⑬ 集計・解析結果をどのように生かすか

　解析結果を公衆栄養活動に生かし役立てるためには，しっかりとした計画が必要となります．栄養素や・食品群・主食・主菜・副菜・朝昼夕の食事別など，どのような情報が必要となるか

1 食事調査の種類と方法

表 3-1 食事調査法

	食事記録法 (秤量記録法・目安量記録法)	24 時間思い出し法	食物摂取頻度調査法
方法・特徴	●対象者が調査日の食事内容を記録する(自記式調査法) ●対象者が秤やカップ・スプーンなどの計量器を使って秤量する秤量記録法と対象者が食品の目安を記録し調査者が数量換算する目安記録法がある	●対象者が前日や数日前の24 時間に摂取した食事内容を調査者が面接で聞き取る ●面接時にフードモデルや料理・食品の絵や写真を示して摂取量を換算する	●対象者がある一定期間(1 週間や 1 か月など)の料理や食品を何回摂取したかを回答する方法 ●標準的な 1 回の摂取量と摂取頻度から 1 日当たりの摂取量を算出する ●質問リストは対象者の記入制度が低下しない量にする ●公衆栄養領域でよく用いられる
長　　所	●摂取後すぐの記録となるので対象者の記憶に依存しない ●記入漏れが少ない ●調査期間が明確 ●集団の代表値(平均・中央値)を評価できる ●複数日の調査は他の食事調査法のゴールドスタンダードとして利用される	●対象者の負担が少ない ●実施時間が短い ●調査期間が明確 ●回収率が高い ●調査することで習慣的な食事パターンを変更しない ●集団の代表値(平均,中央値)を評価できる ●複数日の調査は信頼性が高い	●調査者の負担が少ない ●調査の労力,コストが比較的少ない ●回収率が高い ●調査集団内の個人の摂取量のランク付けが可能 ●食習慣と疾病の関係を疫学的に解析できる
短　　所	●対象者の負担が大きい ●記録の負担から習慣的食事パターンが変更される可能性がある ●対象者の高い強力性が求められる ●対象者の意識により摂取量の過大・過少評価が起こる ●データ集計に時間,労力,コストがかかる ●1 日の調査では個人の習慣的な摂取量の推定はできない ●多人数や長期間調査には不向き	●対象者の記憶に依存する ●調査者(面接者)の技術と標準化が課題となる ●摂取量の信頼性は食事記録法に比べて低い ●1 日の調査では,個人の習慣的な摂取量の推定はできない	●対象者の記憶に依存する ●思い出し期間が漠然としている ●調査期間が限定的でない ●食物摂取量は推定の域を出ない ●質問リストの項目数や内容により評価が異なるので,ゴールドスタンダードと比較した妥当性の検討が必要
調査者(面接者)が与える影響	●記入内容の確認(特に目安記録法)では調査者の技術に依存する	●比較的少ないが調査者の技術に依存する	●比較的少ない
誤差・偏り	●偶然誤差(日差,週差,季節差) ●系統的誤差(食品成分表,コード付け,計量,重量推定)	●偶然誤差(日差,週差,季節差) ●系統的誤差(食品成分表,コード付け,思い出し,重量推定)	●偶然誤差(標本誤差) ●系統的誤差(食品成分表,思い出し,頻度推定,重量推定)
利用するデータベース	●料理・食品の写真集 ●フードモデル ●食品成分表 ●目安量換算表 ●料理別食品構成表 ●料理別調味料割合	●料理・食品の写真集 ●フードモデル ●食品成分表 ●目安量換算表 ●料理別食品構成表 ●料理別調味料割合	●加重平均食品成分表

を考え，それらが得られるような食事調査の計画を立てます．

C. 調査対象者への調査説明と協力についての同意（インフォームド・コンセント）

調査対象者に調査への協力を依頼するには，調査の目的や意義を十分に理解してもらうことが重要となります．対象者には，調査内容の説明，対象者にかかると思われる負担，守秘義務，データの活用の仕方，公表の方法など丁寧に説明し理解と承諾を得て調査を実施します．

調査の説明には，対象者の自宅を訪問したり，地域で説明会を開催したり，郵送するなどの方法があります．

D. 食事記録法＜秤量記録法・目安記録法＞ Dietary Records

食事記録法では，本人または家族の食事内容を1日〜数日間にわたって，料理名および食品ごとに重量や目安量を記録します（図3-1）．

秤量記録法では，秤，計量カップ，計量スプーンなどを使って，実際の食品の重量や容量を計測して記録します．しかし，外食や市販の総菜が多く利用されており，摂取食品をすべて秤量することは困難であり，その場合は食品の目安量を記録します．

目安記録法は，実際の重量の測定は行わずに目安量（卵M寸1個，食パン6枚切り1枚，鮭切り身小一切れ，トマト中1個など）を記録していくもので，秤量記録法に比べて簡便な方法であります．しかし，実際には同じ食品でも多くの種類があり，大きさも1個，1枚，1杯，一切れと記入されていても摂取量にばらつきがあり，目安記録法の誤差は大きいといえるでしょう．

食 事 記 録 用 紙

第　1日目　　調査日　20○○年　4月12日（水）

コード：

食事区分は該当するものに○印を付けて下さい

上記コード欄への記入は不要です

朝食 ・ 昼食 ・ 夕食 ・ 間食 ・ 夜食

料理名	食品名	重量・目安量	廃棄量	正味量 (g)	調理法*	食品コード	備考
トースト	食パン	60g		60g	2		
	マーガリン	小さじ2杯		8g			
ゆで卵	卵	50g	7g	43g	1		
	塩	1振り		0.8g			
サラダ	トマト	50g		50g			
	きゅうり	1/3本		30g			
	レタス	1枚		30g			
	マヨネーズ	大さじ		12g			

* 1＝煮る・ゆで　2＝焼く　3＝炒める　4＝揚げる（衣つき）　5＝揚げる（素揚げ）　6＝その他

図 3-1　食事記録用紙記入例

1 食事調査の種類と方法

E. 24時間思い出し法　24-hour Dietary Recall

　24時間思い出し法は，対象者が面接前日の24時間もしくは数日前の24時間の間に摂取したすべての飲食物の種類と量を思い出してもらう方法です．調査者（面接者）が面接で聞き取りをするので，対象者は読み書きが不要で調査への負担は少なくてすみます．しかし，対象者の記憶に依存するため，実際に摂取したものをすべて思い出してもらうことが難しい子どもや高齢者には適しません．使用するツールはフードモデル，実物大料理サンプル・食品写真，食器サンプル，食品の包装サンプル，カップやスプーンなどで，それらを用いて食品の摂取量を聞き取ります．聞き取りや後の集計処理は，それに携わる管理栄養士や栄養士の技術力による影響が大きくなります（図3-2）．

1）面接手順と留意点

① 調査の導入

　対象者に研究の趣旨，調査の流れ，個人情報の守秘など，対象者が知るべき事柄を十分説明するよう心掛ける．

② 食事内容の聞き取り

　食事内容は時間の流れに沿って聞き取ります．調査者（面接者）がゆったりとした姿勢で聞き取ることが大切です．思い出しを急がせたり，厳密さを追求し対象者を緊張させると調査協

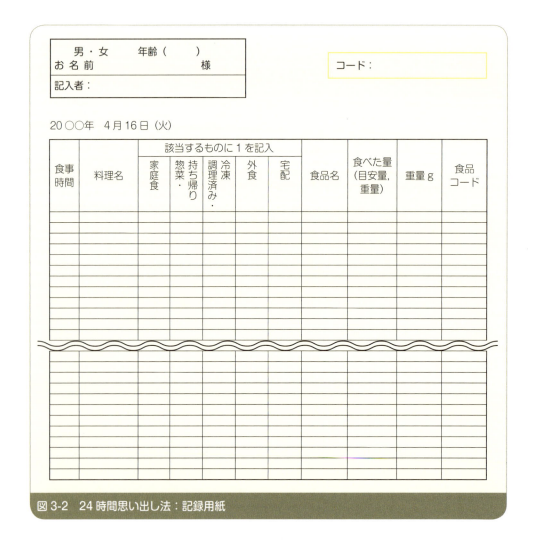

図3-2　24時間思い出し法：記録用紙

力が得られにくくなります．また，回答の誘導も避ける必要があります．誘導とは面接者が意図した回答や予想される回答を求めてしまうことで，「この料理には，油を使いますよね」や「みそ汁はネギ入りですね」などの声かけがそれです．また，「一般的常識」「個人的常識」「思い込み」を対象者に当てはめてはいけません．

③ 聞き取った内容の詳細な確認

例えば，「生しいたけか乾しいたけか」「肉の部位はバラ肉かもも肉か」「魚の名前が地方名か」「冷凍食品か惣菜か」「魚の切り身に中骨が付いているか」など，詳しく確認しましょう．

④ 見落としや聞き忘れの確認

丁寧に聞き取ることが調査の精度を上げます．対象者が答えられなくても，家族，調理担当者，飲食店などに問い合わせることで詳細な情報が得られる場合があります．

F. 食物摂取頻度調査法　FFQ（Food Frequency Questionnaire）

食物摂取頻度調査は，過去の個人の習慣的な食品の摂取頻度をたずねて，食習慣や栄養素などの摂取状況を調査する方法です．FFQ は一般的に，① どのような食品を摂取したかをたずねる食品リスト，② ある一定期間中の食品の摂取頻度，③ 1 回当たり摂取する食品の目安量から成り立っています．対象者にとっては比較的容易に記入できるので，多人数の調査に適しています．調査の方法は，対象者が質問票に回答記入する「自記式」と調査者（面接者）が対象者に聞き取る「面接式（他記式）」があり，一般的には「自記式」が用いられます（図 3-3）．

1）質問票のデータ処理

多くの食物摂取頻度調査法では，質問票の回答状況を専用の処理ソフトウェアを用いてデータ処理することで以下の項目が得られます[注]．

FFQ の開発例

1．（株）教育ソフトウェアの「食物摂取頻度調査」請負サービス
2．株式会社建帛社の栄養価計算ソフトウェアであるエクセル栄養君 Ver.8 のアドインソフトウェアの食物摂取頻度調査（FFQg　Ver.5）

（詳しくは，それぞれのホームページを参考．）

① エネルギーおよび栄養素摂取量

日本食品成分表 2015 年版（七訂）追補 2016 年では成分項目数は 53 項目です．上記の処理ソフトウェアで処理できる成分項目は決まっています．調査および研究対象の栄養成分項目が処理ソフトウェアで対応可能か確認しておきます．

食事摂取基準を用いて摂取不足を評価する場合は，推定平均必要量（EAR）や推奨量（RDA）が示されている成分項目を選定します．また，過剰摂取を評価する場合は，耐容上限量（UL）が示されている成分項目を選定します．さらに，生活習慣病にかかわる評価では，目標量（DG）が示されている成分項目を設定します．

注）食事摂取基準を食事調査結果に活用する場合，本来は，食事調査のゴールドスタンダードである秤量食事記録法を用いるべきです．
本演習では食物摂取頻度調査法から得たエネルギー・栄養素摂取量の評価に食事摂取基準を適用していますが，食物摂取頻度調査の特性に十分に留意する必要があります．

1　食事調査の種類と方法

お菓子・おやつ				果物		
洋菓子・クッキー・ビスケット	和菓子	せんべい・もち・お好み焼きなど	アイスクリーム	みかんなどの柑橘（かんきつ）類	かき・いちご・キウイ	その他のすべての果物
毎日2回以上	毎日2回以上	毎日2回以上	毎日2回以上	毎日2回以上	毎日2回以上	毎日2回以上
毎日1回	毎日1回	毎日1回	毎日1回	毎日1回	毎日1回	毎日1回
週4~6回	週4~6回	週4~6回	週4~6回	週4~6回	週4~6回	週4~6回
週2~3回	週2~3回	週2~3回	週2~3回	週2~3回	週2~3回	週2~3回
週1回	週1回	週1回	週1回	週1回	週1回	週1回
週1回未満	週1回未満	週1回未満	週1回未満	週1回未満	週1回未満	週1回未満
食べなかった	食べなかった	食べなかった	食べなかった	食べなかった	食べなかった	食べなかった

マヨネーズ・ドレッシング	パン（おかずパン・菓子パンも含む）	麺類				飲み物 緑茶
		そば	うどん・ひやむぎ・そうめん	らーめん・インスタントらーめん	スパゲッティ・マカロニなど	
						毎日4杯以上
毎日2回以上	毎日2回以上	毎日2回以上	毎日2回以上	毎日2回以上	毎日2回以上	毎日2~3杯
毎日1回	毎日1回	毎日1回	毎日1回	毎日1回	毎日1回	毎日1杯
週4~6回	週4~6回	週4~6回	週4~6回	週4~6回	週4~6回	週4~6杯
週2~3回	週2~3回	週2~3回	週2~3回	週2~3回	週2~3回	週2~3杯
週1回	週1回	週1回	週1回	週1回	週1回	週1杯
週1回未満	週1回未満	週1回未満	週1回未満	週1回未満	週1回未満	週1杯未満
食べなかった	食べなかった	食べなかった	食べなかった	食べなかった	食べなかった	飲まなかった

飲み物				「主食のある朝ごはん」を食べた頻度	「平均的な1日」に食べたごはんとみそ汁	
紅茶・ウーロン茶（中国茶）	コーヒー	コーラ・ジュース（スポーツドリンクも含む）	100%果物ジュース・100%野菜ジュース		ごはん	みそ汁
				毎朝	8杯以上	8杯以上
毎日4杯以上	毎日4杯以上	毎日4杯以上	毎日4杯以上	週に6回	6~7杯	6~7杯
毎日2~3杯	毎日2~3杯	毎日2~3杯	毎日2~3杯	週に5回	5杯	5杯
毎日1杯	毎日1杯	毎日1杯	毎日1杯	週に4回	4杯	4杯
週4~6杯	週4~6杯	週4~6杯	週4~6杯	週に3回	3杯	3杯
週2~3杯	週2~3杯	週2~3杯	週2~3杯	週に2回	2杯	2杯
週1杯	週1杯	週1杯	週1杯	週に1回	1杯	1杯
週1杯未満	週1杯未満	週1杯未満	週1杯未満	週に1回未満	1杯未満	1杯未満
飲まなかった	飲まなかった	飲まなかった	飲まなかった	食べなかった	食べなかった	食べなかった

コーヒー・紅茶には砂糖を入れますか　□いつも　□ときどき　□いいえ

お酒（薬用酒は含めません）						玄米・胚芽米を食べたり，ごはんに麦や雑穀を混ぜて食べることはありますか？
頻度	1回に飲んだ典型的なお酒の種類の組み合わせとその量					
	日本酒	ビール（大瓶で）	焼酎・酎ハイ・泡盛（焼酎・泡盛水割りで）	ウイスキー類（ダブルで）	ワイン（ワイングラスで）	
毎日						
週に6回						
週に5回	4合以上	4本以上	4杯以上	4杯以上	4杯以上	いつも
週に4回	3合	3本	3杯	3杯	3杯	ときどき
週に3回	2合	2本	2杯	2杯	2杯	まれに
週に2回	1合	1本	1杯	1杯	1杯	いいえ
週に1回	0.5合	0.5本	0.5杯	0.5杯	0.5杯	
週に1回未満	0.5合未満	0.5本未満	0.5杯未満	0.5杯未満	0.5杯未満	次のページにもお答えください.
飲まなかった	飲まなかった	飲まなかった	飲まなかった	飲まなかった	飲まなかった	

「飲まなかった」場合には，お酒の種類別の質問に答える必要はありません.

図 3-3　固定量式の食物摂取頻度質問票の例（一部）

［出典］佐々木　敏：わかりやすい EBN と栄養疫学，p.136，同文書院，2005.

② 栄養比率

　PFC エネルギー比率のほか，穀類エネルギー比率，動物性のたんぱく質比や脂質比などは上記の処理ソフトウェアの多くで対応できますが，詳細は事前確認しておく必要があります．

③ 食品摂取状況

　日本食品成分表 2015 年版（七訂）追補 2016 年の食品分類は，上記の処理ソフトウェアの多くで対応できます．

2 国民健康・栄養調査

国民健康・栄養調査は終戦直後の 1945（昭和 20）年 12 月に，当時の GHQ（連合国軍総司令部）の指示により，東京都民を対象とした栄養調査が実施されました．それがきっかけとなり以降，「国民栄養調査」として調査の地域を広げて毎年実施されてきました．1952（昭和27）年からは栄養改善法に基づき，2003（平成 15）年からは健康増進法に基づき，「国民健康・栄養調査」として継続されてきました．国民の食生活の実態や健康状態を把握する貴重な資料となっています．全国的に継続的に実施される調査としては，国際的にもまれであり世界に誇れるものです．国が推進している「21 世紀における国民健康づくり運動（健康日本 21）」や続く「健康日本 21（第 2 次）」などの健康増進施策，「食生活指針」，「食事バランスガイド」および「日本人の食事摂取基準」の策定や評価，生活習慣病対策の基礎データとして利用されるなど，重要な役割を果たしています．

A. 調査目的

健康増進法（平成 14 年法律第 103 号）第 10 条には，「厚生労働大臣は，国民の健康の増進の総合的な推進を図るための基礎資料として，国民の身体の状況，栄養摂取量及び生活習慣の状況を明らかにするため，国民健康・栄養調査を行うものとする」と規定されています．

B. 調査対象

調査の対象は，毎年実施されている国民生活基礎調査より設定された単位区から層化無作為抽出された 300 単位区内の世帯および世帯員（約 6,000 世帯および世帯員約 15,000 人）で，調査の年の 11 月 1 日現在 1 歳以上の者です．

C. 調査方法

国民健康・栄養調査は，① 身体状況調査，② 栄養摂取状況調査，③ 生活習慣調査の 3 調査からなっています．

1）身体状況調査

11 月中に，調査対象者の居住する地域に調査会場を設け，会場に集めて医師，保健師らが調査項目の計測および問診を実施します．1 日の運動量については，栄養摂取状況調査日と同じ日に歩数計を装着してもらい測定します．

2）栄養摂取状況調査

調査員が栄養摂取状況調査票を各世帯に配布し，記入要領を十分に説明した上で，対象者に，はかりや計量カップなどを用いて秤量記録してもらいます．秤量が困難な場合は目安記録でも構いません．記録日は 11 月中の日曜日および祝祭日を除く普段の食事状況の 1 日を任意で定めます．調査員である管理栄養士らが訪問して記入状況の点検を行い回収します．

3）生活習慣調査

栄養摂取状況調査と同時に実施します．留置き法によるアンケート調査（自記式）で決められた調査対象年齢の世帯員に配布し記入してもらいます．

3 食事の変化－国民健康・栄養調査結果から－

A. エネルギーの栄養素別摂取構成比（PFCエネルギー比率）の推移

　PFCエネルギー比率とは，エネルギー摂取量に占めるたんぱく質・脂質・炭水化物の構成比です．エネルギーの栄養素別構成（図 3-4）を見ると 1970 年以降，たんぱく質エネルギー比率，脂質エネルギー比率ともに増加し，炭水化物エネルギー比率は減少しています．脂質エネルギー比率は 1990 年には 25％を超え，2000 年には 26.5％に増加しました．その後減少傾向が見られたが 2015 年には 26.9％まで増加しています．脂肪エネルギー比率の目標量（食事摂取基準 2015 年版）は，成人男女とも 20 〜 30％未満となっています．

　2015 年の国民健康・栄養調査の結果では，20 〜 29 歳の脂肪エネルギー比率は 29.0％であり上限に近い．生活習慣病予防のために脂肪からのエネルギー摂取量が多くならないよう適正範囲を目指すことが必要です．

B. 栄養素等摂取量の変化

　1946 年から 2015 年までの栄養素等摂取状況の推移（図 3-5）を見ると動物性脂質，脂質，動物性たんぱく質の大幅な増加が認められます．特に 1975 年までは顕著な変化を示し，その後は横ばい，もしくは微増で推移していましたが，1995 年を境に減少傾向に，近年，また再び増加に転じています．エネルギーと炭水化物摂取量は漸減傾向を示し，特に炭水化物は 2000 年からは 30％以上の低下を示しています．カルシウムは 1995 年までに約 2 倍に増加しましたが，以後漸減傾向を示しています．また，1 人 1 日当たりの食塩摂取量は，戦後増減を繰り返しながらも，1995 年からは減少傾向を示し約 3.5g 減少しました（図 3-6）.

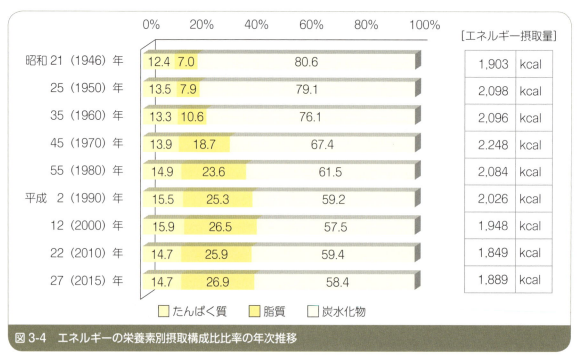

図 3-4　エネルギーの栄養素別摂取構成比比率の年次推移

［出典］厚生労働省：国民栄養調査・国民健康・栄養調査．

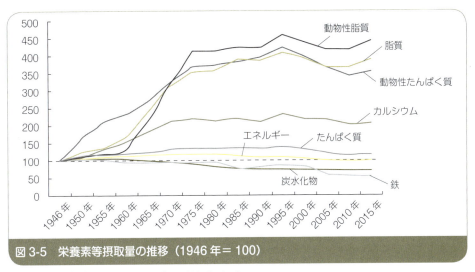

図3-5 栄養素等摂取量の推移（1946年＝100）

注）動物性脂質・鉄については1955年＝100にしている

[出典] 厚生労働省：国民栄養調査，国民健康・栄養調査より．

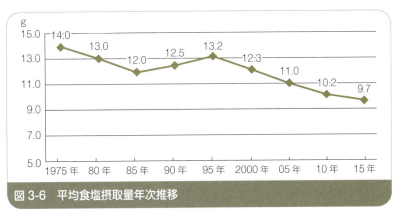

図3-6 平均食塩摂取量年次推移

[出典] 厚生労働省：国民栄養調査，国民健康・栄養調査）

C. 食品群別摂取量の変化

食品群別摂取量の年次推移を表3-2に示しました．2001年以降集計方法（注1を参照）が変更されたため，一部の食品については連続した比較ができない点に注意が必要です．1975年以降40年間にわたる食品群別摂取量推移では，増加傾向にある食品群として緑黄色野菜，肉類，調味嗜好飲料類を挙げることができます．一方，減少傾向にある食品として，穀類の特に米類，果実類，砂糖類です．

3　食事の変化－国民健康・栄養調査結果から－

表 3-2　食品群別摂取量の年次推移（1人1日当たり平均値）

		1975年 (昭和50年)	1980年 (昭和55年)	1985年 (昭和60年)	1990年 (平成2年)	1995年 (平成7年)	2000年 (平成12年)	2005年 (平成17年)	2010年 (平成22年)	2015年 (平成27年)
穀類	総量	340.0	319.1	308.9	285.2	264.0	256.8	452.0	439.7	430.7
	米・加工品	248.3	225.8	216.1	197.9	167.9	160.4	343.9	332.0	318.3
	小麦・加工品	90.2	91.8	91.3	84.8	93.7	94.3	99.3	100.1	102.6
	その他の穀類・加工品	1.5	1.5	1.5	2.6	2.5	2.1	8.8	7.6	9.8
いも類	総量	60.9	63.4	63.2	65.3	68.9	64.7	59.1	53.3	50.9
	さつまいも・加工品	11.0	10.4	10.7	10.3	10.8	9.3	7.2	7.2	6.6
	じゃがいも・加工品	22.1	23.2	25.6	28.2	30.3	30.5	28.5	25.9	25.1
	その他のいも・加工品	27.8	29.8	26.9	26.7	27.8	24.9	23.5	18.3	19.3
砂糖・甘味料類		16.4	12.0	11.2	10.6	9.9	9.3	7.0	6.7	6.6
豆類	総量	70.0	65.4	66.6	68.5	70.0	70.2	59.3	55.3	60.3
	大豆・加工品	67.2	63.2	64.3	66.2	68.0	68.4	57.7	53.9	58.6
	その他の豆・加工品	2.8	2.2	2.3	2.3	2.0	1.9	1.5	1.3	1.7
種実類		1.5	1.3	1.4	1.4	2.1	1.9	1.9	2.1	2.3
野菜類	緑黄色野菜	48.2	51.0	73.9	77.2	94.0	95.9	94.4	87.9	94.4
	その他の野菜	189.9	192.3	178.1	162.8	184.4	180.1	185.3	180.0	187.6
果実類		193.5	155.2	140.6	124.8	133.0	117.4	125.7	101.7	107.6
きのこ類		8.6	8.1	9.7	10.3	11.8	14.1	16.2	16.8	15.7
藻類		4.9	5.1	5.6	6.1	5.3	5.5	14.3	11.0	10.0
動物性食品	総量	303.3	313.3	320.0	340.0	366.8	338.7	324.7	308.2	329.0
	魚介類	94.2	92.5	90.0	95.2	96.2	92.0	84.0	72.5	69.0
	肉類	64.2	67.9	71.7	71.2	82.3	78.2	80.2	82.5	91.0
	卵類	41.5	37.7	40.3	42.3	42.1	39.7	34.2	34.8	35.5
	乳類	103.6	115.2	116.7	130.1	144.5	127.6	125.1	117.3	132.2
油脂類		15.8	16.3	17.7	17.6	17.3	16.4	10.4	10.1	10.8
菓子類		29.0	25.0	22.8	20.3	26.8	22.2	25.3	25.1	26.7
調味嗜好飲料	嗜好飲料類	119.7	109.7	113.4	137.4	190.2	182.3	92.8	598.5	788.7
	調味料・香辛料類							92.8	87.0	85.2

注1）2001年より分類が変更されました．特に「ジャム」は「砂糖類」から「果物」に，「味噌」は「豆類」から「調味料・香辛料類」に，「マヨネーズ」は「油脂類」から「調味料・香辛料類」に分類されました．「動物性食品」の総量には「バター」「動物性油脂」が含まれるため，内訳合計と一致しません．
　　　また2001年より調理を加味した数量となり「米・加工品」の米は「めし」・「かゆ」など，「その他の穀類・加工品」の「干しそば」は「ゆでそば」など，「藻類」の「乾燥わかめ」は「水戻しわかめ」など「嗜好飲料類の「番茶」は「茶浸出液」で計算しています．
「その他のいも・加工品」には「でんぷん加工品」が含まれ，「その他の野菜」には，「野菜ジュース」，「漬物」が含まれています．
注2）2003年から2011年までは補助栄養素〔顆粒・錠剤・カプセル・ドリンク状の製品（錠剤も含む）〕および特定保健用食品から摂取量の調査が追加されました．

［出典］厚生労働省：国民栄養調査・国民健康・栄養調査．

4　食事摂取基準の活用

　3章1で解説した食事調査法により，エネルギーや各栄養素の個人の摂取量を求めることができます．ここでは多数の個人からなる集団で得られたエネルギー・各栄養素の摂取量を日本人の食事摂取基準と比較して評価することを学びます．

A. 集団の食事改善を目的とした食事摂取基準の活用

　集団を対象とした食事改善を目的として食事摂取基準を用いる場合の基本的な考え方を表3-3に示します．食事改善の計画と実施を行うためには，食事摂取状態の評価を行い，その結果に基づいて食事改善を計画し，実施するとなっています．

1）エネルギー摂取の過不足の評価

　集団を対象にエネルギー摂取の過不足を評価する場合にはBMIの分布を用います．

表 3-3　集団の食事改善を目的として食事摂取基準を活用する場合の基本的事項

目　的	用いる指標	食事摂取状況のアセスメント	食事改善の計画と実施
エネルギー摂取の過不足の評価	BMI 体重変化量	・体重変化を測定 ・測定されたBMIの分布から，BMIが目標とするBMIの範囲を下回っている，あるいは上回っている者の割合を算出	・BMIが目標とする範囲内に留まっている者の割合を増やすことを目的として計画を立案 留意点 一定期間をおいて2回以上の評価を行い，その結果に基づいて計画を変更し，実施
栄養素の摂取不足の評価	推定平均必要量 目安量	・測定された摂取量の分布と推定平均必要量から，推定平均必要量を下回る者の割合を算出 ・目安量を用いる場合は，摂取量の中央値と目安量を比較し，不足していないことを確認	・推定平均必要量では，指定平均必要量を下回って摂取している者の集団内における割合をできるだけ少なくするための計画を立案 ・目安量では，摂取量の中央値が目安量付近かそれ以上であれば，その量を維持するための計画を立案 留意点 摂取量の中央値が目安量を下回っている場合，不足状態にあるかどうかは判断できない
栄養素の過剰摂取の評価	耐容上限量	・測定された摂取量の分布と耐容上限量から，過剰摂取の可能性を有する者の割合を算出	・集団全員の摂取量が耐容上限量未満になるための計画を立案 留意点 耐容上限量を超えた摂取は避けるべきであり，超えて摂取している者がいることが明らかになった場合は，問題を解決するために速やかに計画を修正，実施
生活習慣病の予防を目的とした評価	目標量	・測定された摂取量の分布と目標量から，目標量の範囲を逸脱する者の割合を算出する．ただし，予防を目的としている生活習慣病が関連する他の栄養関連因子ならびに非栄養性の関連因子の存在と程度も測定し，これらを総合的に考慮したうえで評価	・摂取量が目標量の範囲内に入る者または近づく者の割合を増やすことを目的とした計画を立案 留意点 予防を目的としている生活習慣病が関連する他の栄養関連因子ならびに非栄養性の関連因子の存在とその程度を明らかにし，これらを総合的に考慮したうえで，対象とする栄養素の摂取量の改善の程度を判断．また，生活習慣病の特徴から考え，長い年月にわたって実施可能な改善計画の立案と実施が望ましい

[出典] 厚生労働省：「日本人の食事摂取基準2015年版」，平成26年3月より．

4 食事摂取基準の活用

BMIが目標とする範囲外にある者の割合を算出し，評価します．BMIが範囲を下回っている，あるいは上回っている者の割合を算出します．

例題 1 次の集団のエネルギー摂取量を評価しましょう．

ある集団（100名，女性，20～40歳）の日常的なエネルギー摂取量の平均値と標準偏差が1,650±200kcal/日で，推定エネルギー必要量の平均が1,850kcal/日でした．

また，この集団のBMIの分布は，

16.5未満：2名，16.5～17.4：5名，17.5～18.4：13名，

18.5～19.9：18名，20.0～21.4：17名，21.5～22.9：17名，

23.0～24.9：15名，25.0～26.9：6名，27.0～28.9：4名，

29.0以上：3名　でした．

2）栄養素摂取の過不足の評価

本書，第2章の5（p.17）参照．

a．摂取不足の評価

推定平均必要量が算定されている栄養素については，推定平均必要量を下回る者の割合を算出します．十分な科学的根拠が得られないため，推定平均必要量が算定できなかった栄養素では目安量を用います．この場合は，摂取量の中央値と目安量を比較し，不足していないことを確認します（p.18，① 推定平均必要量を用いる場合，② 目安量を用いる場合を参照）．

仮に当該集団の約20％が推定平均必要量以下に分布しているとすると，その集団では約20％の者が日常的に摂取不足の恐れがあると評価できます．

推奨量を使って集団の不足者の割合を算出することはできません．推奨量は97.5％の確率で必要量を満たしている摂取量で，これ以上摂取している人は，97.5％の確率で必要量を満たしている人たちの集団となります．残った人たちの中には，本当に不足している人たちだけでなく，充足している確率が95％の人も90％の人も含まれています．したがって，推奨量で集団を2つに分けると，「不足がほぼあり得ない集団」と「やや高い確率（2.5％以上）で不足している人の集団」に分かれるのであって，「必要量を満たしている人たち」と「不足している人たち」に分かれるのではないからです．

b．摂取過剰の評価

耐容上限量については，測定された摂取量の分布と耐容上限量から過剰摂取の可能性を有する者の割合を算出します（p.18，③ 耐容上限量を用いる場合を参照）．

耐容上限量は，この値を超えて摂取した場合，過剰摂取による健康障害が発生するリスクが生じることを示す値となっています．

仮に当該集団の約5％が耐容上限量以上に分布しているとすると，その集団では約5％の者が過剰摂取による健康障害のリスクをもっていると評価できます．

例題 2　次の集団のビタミン A 摂取量を評価しましょう.

　ある集団（200 名，女性，20〜30 歳）の日常的なビタミン A 摂取量の平均と標準偏差が 600 ±150 μgRAE/ 日でした．推定平均必要量は 450 μgRAE/ 日，耐容上限量は 2,700 μgRAE/ 日として，この集団の栄養素過不足を評価しましょう.

3）生活習慣病の予防を目的とした評価

　生活習慣病の予防を目的とした評価には，目標量を指標に用います．測定された摂取量の分布と目標量から，目標量の範囲を逸脱する者の割合を算出します．目標量はあくまでめざす値であり，その値にしなければならないというわけではありません（p.18，④ 目標量を用いる場合を参照）.

　① 下限値を示した栄養素（望ましいと考えられる摂取量よりも日本人の摂取量が少ない）：食物繊維，カリウム

　② 上限値を示した栄養素（望ましいと考えられる摂取量よりも日本人の摂取量が多い）：飽和脂肪酸，ナトリウム

　③ 適正範囲を示した栄養素（構成比率を算定する）：エネルギー産生栄養素バランス［たんぱく質，脂質，炭水化物（アルコール含む）が，総エネルギー摂取量に占めるべき割合］などが相当します.

例題 3　次の集団の脂質摂取量を評価しましょう.

　ある集団（200 名，女性，20 〜 30 歳）の日常的な脂質摂取量（エネルギー比）の平均と標準偏差は 26±3％エネルギーでした．目標量は 20 〜 30％エネルギーです．この集団の生活習慣病の予防を目的とした評価をしましょう.

4　食事摂取基準の活用

3章　|解 答|

例 題 1　この集団の日常的なエネルギー摂取量を評価するには，集団の平均エネルギー摂取量は使用できないので，BMI の分布を用います．

　BMI18.5 未満の者は合計 20 名，18.5 〜 24.9 の者は 67 名，25.0 以上の者は 13 名という分布になっています．

　よって，この集団で日常的にエネルギー摂取量が「不足」している恐れのある者は約 20%，「過剰」の恐れのある者は約 13% いると考えられます．

例 題 2　平均値と標準偏差より，450 μgRAE/ 日以下に約 16%，750 μg/gRAE/ 以上に約 16%，900RAE/ 以上に約 2 〜 3% 分布していると推測できます．

　この集団の日常的なビタミン A 摂取量を評価するには，集団の平均ビタミン A 摂取量の分布と推定平均摂取量から，推定平均必要量を下回る者の割合を算出．また，耐容上限量から過剰摂取の可能性を有する者の割合を算出します．

　よって，この集団の分布状況から，推定平均必要量 450 μgRAE/ 日を下回る者は，約 15%，耐容上限量の 2,700 μgRAE/ 日を上回る者は 1% 以下と判断できます．

　したがって，この集団で日常的にビタミン A 摂取量が「不足」している恐れのある者は約 15%，また，耐容上限量を上回る者は，ほぼいないと評価できます．

例 題 3　この集団の日常的な脂質摂取量を評価するには，集団の平均脂質摂取量の分布と目標量から，目標量の下限を下回る者の割合と上限を上回る者の割合を算出します．

　平均値と標準偏差より，脂質エネルギーの分布は，20% 未満が約 10%，30% 以上が約 20% 分布していると推測できます．分布状況から，目標量の下限を下回る者の割合は約 10%，上限を上回る者の割合は約 20% のいると考えられます．

　よって，この集団で日常的に脂質摂取量が少ない者は約 10%，また，脂質摂取量が多い者が約 20% いて，ともに生活習慣病のリスクを持っていると評価できます．その予防のためには，目標量の範囲に入る者，または近づく者の割合を増やすことを考慮する必要があります．

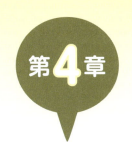

公衆栄養活動のための プログラムの展開

1 アセスメントに基づく課題の明確化と目標設定

A. 公衆栄養プログラムとマネジメントサイクル

　公衆栄養活動は，地域住民の健康の保持・増進と疾病の予防を目的として，公衆栄養プログラムによって展開されます．公衆栄養プログラムの展開では，マネジメントサイクルに従って，対象集団のアセスメント（assessment）結果から計画（plan）を立て，実施（do）し，その成果を評価（check）し，次の活動を改善（action）していくという過程を繰り返しながら，目標に近づいていくことが必要です．

B. 公衆栄養アセスメントに基づく課題の明確化

　対象とする集団のアセスメントを行い，その結果から取り組むべき改善課題を抽出し，公衆栄養プログラムの目標を設定します．

　アセスメントの項目は，目的によって，生活の質（QOL），健康・栄養状況，食物摂取状況，食行動，食知識・態度・スキル，食環境，生活習慣・保健行動，生活環境，社会・経済・文化的環境，自然環境など多岐にわたり，アセスメントは既存統計調査や文献調査，身体計測，生化学検査や食事調査などさまざまです．

　図4-1のプリシード・プロシードモデルは，グリーンらによって開発された，ヘルスプロモーション活動の展開のためのモデルの一つです．事前のアセスメントと計画策定，実施にかかわる部分からなり，QOLから事業まで要因を把握し，各要因間の関係を整理することにより，計画策定のための体系的なアセスメントができ，目標設定，実施後の評価指標も考えられるものになっています．

　第1段階の社会アセスメントでは対象集団の最終目標とするQOLを明確にします．

　第2段階の疫学アセスメントではQOLに影響を及ぼす健康課題を明らかにします．多くの課題がある場合には，健康課題の重要性と改善可能性を基本として優先順位づけを行い（図4-2），取り組むべき健康課題を決定します．さらに決定した健康課題に影響を及ぼす行動とライフスタイル，環境要因にどのようなものがあるかを抽出します．

　第3段階ではそれらに影響のある要因を準備要因，強化要因，実現要因に分けて考え，それらについても優先順位づけをします．

1 アセスメントに基づく課題の明確化と目標設定

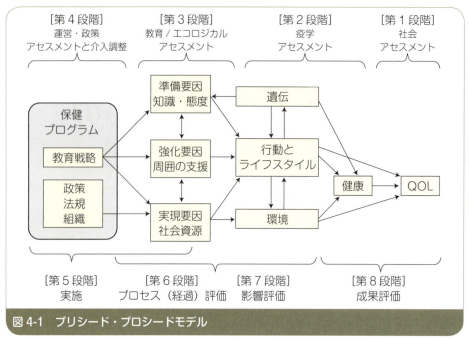

図 4-1 プリシード・プロシードモデル

［出典］ローレンス・W. グリーン, マーシャル・W・クロイター：実践ヘルスプロモーション PRECEDE-PROCEED モデルによる企画と評価, 神馬征峰訳, p.11, 医学書院, 2005 より転載.

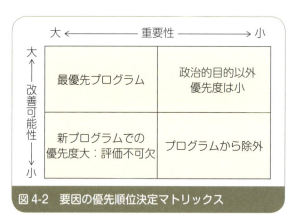

図 4-2 要因の優先順位決定マトリックス

［出典］ローレンス・W. グリーン, マーシャル・W・クロイター：実践ヘルスプロモーション PRECEDE-PROCEED モデルによる企画と評価, 神馬征峰訳, p.135, 医学書院, 2005 より転載.

　明確化された改善課題は，達成までに要する時間などを考慮し，QOL や健康課題などは長期課題，健康課題に影響を及ぼす行動とライフスタイル，環境要因は中期課題，準備要因・強化要因・実現要因などは短期課題と考えられます．課題の設定は，長期，中期，短期のそれぞれの課題が相互に関連し，一貫性を持っていることが基本となります．

　アセスメントに基づく課題の明確化の具体例として，図 4-3 に，ある都道府県における 20 歳代女性への取り組みを示しています（この図では，次項の改善目標の設定まで示しています）．

C. 課題に対する改善目標の設定

　明確化された課題に対して，改善目標の設定を行います．長期課題（QOL や健康課題）は長期目標に，中期課題（行動とライフスタイル，環境要因）は中期目標に，短期課題（準備要

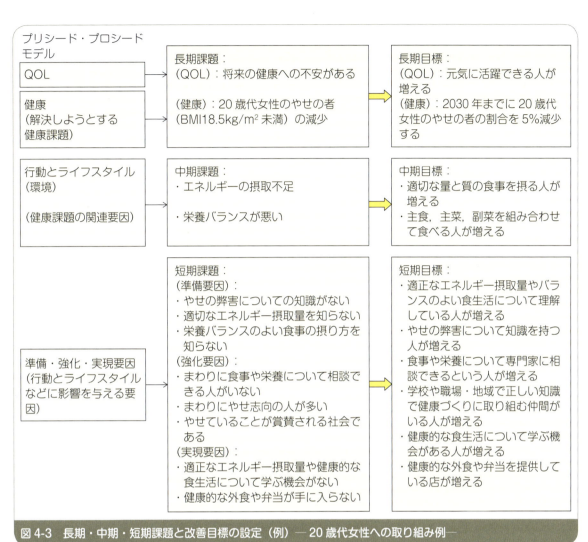

図4-3 長期・中期・短期課題と改善目標の設定（例）―20歳代女性への取り組み例―

因，強化要因，実現要因）は短期目標に対応します．

　前項の課題の明確化に引き続き，課題に対する改善目標の設定の具体例を，図4-3に示しています．この例は20歳代女性への取り組みですが，たとえば30～60歳代男性への取り組みや前期高齢者への取り組みなどライフステージ別にさまざまな課題があり，それに応じた目標設定がなされています．改善課題や対象集団の性質を十分理解した上で，それぞれの段階の期間に応じて適切な目標を設定し，それに沿った活動を進め，最終的な目標につなげていきます．

　目標の表現は理解のしやすさと評価のしやすさを考慮し，抽象的な表現より具体的な表現が望ましく，誰がどれくらいの期間にどの程度変化するかといった目標値などを設定し，より明確な目標とします．目標値は，対象集団の状況を考慮し，現状値やプログラムなどの実施の効果を推測した予測値などをもとに検討します．これらはプログラムにおける具体的な数値目標となるものです．

2 プログラムの計画策定

A. 計画の立案

　優先的に取り組むべき健康課題を解決するための長期目標，中期目標，短期目標が設定された後は，計画を立案します．計画には政策レベルの計画，施策レベルの計画，事業レベルの計画などがあり，計画期間はそのレベルによって違ってきます．長期計画は，長期目標に対して方向性を示すための理念や目的に重点をおいた政策レベルの計画で，中期計画は中期目標に対する栄養プログラム全体の計画などです．短期計画は中・長期計画の内容を実現するための短期目標に対する具体的な施策の計画です．さらに，施策を効果的に展開するためにその内容と進め方を具体的に示した事業計画があります．

B. 計画策定の際の留意点

　目標達成に向けて，さまざまな角度からの取り組みが展開されますが，資源（物的資源・人的資源，予算，時間など）の制約があるなか，計画的かつ効率的な事業を展開するためには，優先順位を考えて計画を策定します．また，実際の取り組みを想定し，運営面でのアセスメント（時間・人・予算・社会資源など）や政策面でのアセスメント（各種プログラムとの整合性など）に留意することや対象地域の社会資源を把握し，関係機関，組織，専門家などと連携をとることも大切です．さらに，計画段階から，各目標の達成状況についての評価時期や評価方法などについて検討しておくことも必要です．

C. 事業計画における目標の設定と事業内容の検討

　長期・中期・短期目標を設定した後は，それらを達成するための事業計画の目標の設定と事業内容の検討を行います．

　事業計画の目標は，設定した長期・中期・短期目標を達成するために行う実際の事業においての目標であり，地域における啓発活動や食環境の整備などがあげられます．さらに，事業計画における目標を果たすために実際に行う活動として，事業内容を具体的に考え，事業の実行準備へと進めます．

　図4-4に，前項の図4-3で示した20歳代女性の取り組み例の長期・中期・短期目標に加える形で，事業計画の目標の設定と事業内容を加える形で示しています．

D. 事業計画書の作成

　事業計画における目標が決まり，事業内容が具体的になった段階で，事業計画書の作成を行います．事業計画書はそれぞれの事業ごとに作成します．表4-1は，図4-4の20歳代女性への取り組みの中の具体的な事業内容として示している「大学などと連携した女性の健康づくり事業の推進」についての事業を事業計画書として作成したものです．事業計画書に記載することで曖昧であった部分をはっきりとさせることができます．

長期目標：
（QOL）：元気に活躍できる人が増える
（健康）：2030 年までに 20 歳代女性のやせの者の割合を 5％減少する

中期目標：
● 適切な量と質の食事を摂る人が増える
● 主食・主菜・副菜を組み合わせて食べる人が増える

短期目標：
● 適正なエネルギー摂取量やバランスのよい食生活について理解している人が増える
● やせの弊害についての知識を持つ人が増える
● 食事や栄養について専門家に相談できるという人が増える
● 学校や職場・地域で正しい知識で健康づくりに取り組む仲間がいる人が増える
● 健康的な食生活について学ぶ機会がある人が増える
● 健康的な外食や弁当を提供している店が増える

事業計画における目標：
● 対象集団に対するやせの弊害や健康的な食生活についての教育の実施
● 地域社会全体に対する若年女性のやせの弊害を周知する運動の実施
● 外食や食品を購入する際に役立つ栄養成分表示の見方，健康的なメニューや弁当の選択に関する教育
  の実施
● 健康的な外食や弁当を提供する飲食店などの増加，利用促進のための情報提供

事業内容：
● 大学などと連携した女性の健康づくり事業の推進
● 大学・スーパーなどと連携した若年女性向けのヘルシーメニューコンテストの開催
● 若年女性のやせの弊害に関するポスターやリーフレットの作成および関係機関への提供
● 地域活動栄養士会による若年女性向け簡単料理教室の開催
● 栄養成分表示の見方のポスターやリーフレットの作成および関係機関への提供
● 地域の飲食店などにおける栄養成分表示やヘルシーメニューの推進
● ホームページやリーフレットなどによるヘルシーメニューを提供する飲食店などの情報提供
● 地元の管理栄養士養成課程の学生の協力によるコンビニの女性向け健康弁当の開発および販売

図 4-4　事業計画における目標の設定と事業内容（例）──20 歳代女性への取り組み例──

2 プログラムの計画策定

表 4-1　事業計画書（例）―大学などと連携した女性の健康づくり事業の推進―		
テーマ	大学などと連携した女性の健康づくり事業の推進	
事業名	「女子力アップ食講座」	
事業の目的	やせの弊害や健康的な食生活についての知識を持ち，健康づくりを実践できるようになる． ①適正なエネルギー摂取量やバランスのよい食生活について理解している人が増える． ②やせの弊害についての知識を持つ人が増える． ③食事や栄養について専門家に相談できるという人が増える．	**改善指標** やせの者の減少
対象者	府下の4つの大学・専門学校のBMI22未満の女性：1,400名 募集定員：30名×4講座，全120名	
開催場所 開催日時	4～7月の間に全3回の講座をA大学，B大学，C大学，D専門学校で開催する． 講義室・食堂などを会場として1クールは2ヵ月で3日（1回1時間半）の講座とする．	
事業内容	健康診断でBMI20未満であった学生から講座参加を募り，やせを予防・改善し，健康的な食生活について学ぶ講座（全3回）を開催する． 1回目：（講義と演習）やせの弊害と健康的な食生活の実践方法について 　　　　　　　従事者：保健師，管理栄養士，学生食堂管理栄養士 2回目：（調理実習とグループワーク）簡単ヘルシーメニューの調理実習と仲間づくり 　　　　　　　従事者：管理栄養士，地域活動栄養士会 3回目：（グループワークと演習）健康づくりや食生活の変化を振り返って 　　　　　　　従事者：保健師，管理栄養士，地域活動栄養士会 ※簡単にできる食生活バランスチェックを毎日の課題とし，2回目，3回目にはそれをもとに個別支援を実施．	
連携機関との関係	大学・専門学校の健康管理部門と連携し，対象者への案内，会場の設営，講座の運営を協働で行う．給食管理部門とも情報を共有し，1回目には管理栄養士にも指導をお願いする． 地域活動栄養士会と連携し，講座の運営に協力をお願いする． 食材料費については保健所が負担する．	
この事業を優先した理由	若年女性のやせは増加傾向にあり，低出生体重児が生まれるリスクや将来の骨粗しょう症発症リスクを減らすために重要である．	
過去の対策の実績と課題	やせの弊害への取り組みや若年女性への取り組みは，今まであまり取り組まれていない．	
予算内訳	総額：80,000円 　・食材料費　@400×30×4回＝48.000（参加者負担@200） 　・消耗品費　32,000	
評価方法	・参加者の出席率 ・毎回の終了時の満足度調査の結果 ・食生活バランスチェックの実施状況 ・最終回の理解度確認のための調査の結果	**経過評価**
	・適切な食事量や食品量の摂取 ・改善目標となる1年後のBMIの状況 ・1年後の食生活や健康づくりについてのアンケート調査の結果	**影響評価**

3 計画したプログラムの実施

A. プログラム実施のための準備

プログラム実施のために対象者の募集，会場の予約，会場レイアウト図の作成，媒体などの作成，参加者の評価用アンケート（図4-5，図4-6）作成など，準備を整えます．

参加者を募集する方法としては，ポスター，市町村の広報誌や新聞掲載，ホームページ掲載などがあります．いずれにしても多くの人の目に止まり，興味を持ってもらえるように提示する必要があります．ポスターの作成方法を以下に示します．

第○回目　○○教室アンケート

本日はご参加いただきありがとうございます．以後の教室をより良いものにするため，皆様のご意見，ご感想をお聞かせください．

1．今回の教室を受講され，○市の健康課題は理解できましたか．
　①～⑤の中から1つ選び○をつけてください．またその理由をご記入ください．

　　①理解できた　　　　　　②ほぼ理解できた　　　　　　③半分程度理解できた
　　④あまり理解できなかった　⑤全く理解できなかった

　　理由（　　　　　　　　　　　　　　　　　　　　　）

2．身体計測の結果により，自身の健康状態は把握できましたか．
　①～⑤の中から1つ選び○をつけてください．またその理由をご記入ください．

　　①把握できた　　　　　　②ほぼ把握できた　　　　　　③半分程度把握できた
　　④あまり把握できなかった　⑤全く把握できなかった

　　理由（　　　　　　　　　　　　　　　　　　　　　）

3．管理栄養士の講義を受け，自身の食生活を改善したいと思いましたか．
　①～⑤の中から1つ選び○をつけてください．またその理由をご記入ください．

　　①是非とも改善したい　　　②できれば改善したい　　③どちらとも言えない
　　④改善したいができそうにない　⑤改善する気はない

　　理由（　　　　　　　　　　　　　　　　　　　　　）

4．その他，本日の講義で分かりにくかった点や，今後の教室についてのご意見・ご要望などありましたらご自由にお書きください．

図4-5　経過評価　アンケート例

3　計画したプログラムの実施

講座参加後アンケート

講座のご意見ご感想について，□に記入もしくは ☑ をしてください．

1．今回の講座の満足度は 100 点満点中何点ですか．□に 0〜100 の数字をご記入ください．

　　　　　　　　　　点

2．各教室に参加後，日々の身体活動量は増えましたか．
　　□非常に増えた　　□増えた　　□変わらない　　□減った　　□非常に減った

3．その他，今回の講座を受講され，生活の中で変化があったことはありますか．

図 4-6　影響評価　アンケート例

---

① ポスターのテーマを明確に，タイトルを工夫する

　テーマが明確でないと，主張がぼやけ，対象者の印象に残らないものになってしまいます．多くの人に興味を持ってもらえるようなタイトルを付け，主張が対象者に簡潔に伝わるようにしましょう．

② ポスター作成に必要となる情報を選択，整理する

　ポスターに多くの情報を詰め込み過ぎると分かりにくいポスターとなってしまいます．対象者に伝えたい内容や情報を厳選し，短い文章で伝えるようにしましょう．内容は 6W1H1B（「Who ＝誰が（プログラム実施者や教育者）」「Whom ＝誰に（対象者）」「What ＝何を（教育・指導内容）」「When ＝いつ（日時）」「Why ＝何故（理由・動機づけ）」「Where ＝どこで」「How ＝どのように（方法）」「Budget（How much）＝費用（参加費の有無）」）を中心にまとめましょう．

③ レイアウトを決める

　ポスターを作成するときは必ず縮小版を作成し，レイアウトを検討します．色やイラスト，図や表を効果的に使用しましょう．文字のサイズや行間についても検討し，見やすいものに仕上げましょう．

④ 見直す

　ポスター完成後，ポスターに書かれた内容に誤りがないか必ず複数人で確認しましょう．

　管理栄養士，食生活推進委員，ボランティアや他職種など多くのスタッフがかかわるプログラムの場合，計画したプログラムを円滑に実施するためには，事前にプログラムの目的，内容や役割分担などについてミーティングで十分にスタッフに説明を行い，スタッフ間でプログラムについて認識を共有しなければなりません．その際出された意見をもとに，プログラムを再

度見直し，必要があれば修正します．また，プログラム内で実施する各教室についても必ず教育指導案を作成し，スタッフに配付し，意見を求め，必要に応じて修正します．

食事調査やグループワーク，グループインタビューなどを実施する場合には，調査員の主観や技術の差異によって対象者や結果に影響が出ないように，指導方法や聴き取り方を統一し，調査員全員のスキルを向上させるために，調査員のトレーニングを行う必要がある場合があります．トレーニングを行う際は必ずマニュアルを作成し，伝達の漏れがないように留意しましょう．

B. プログラム実施

公衆栄養プログラムの中では，栄養教育が重要な位置を占めています．効果的な教育を実施するためには，参加者の特性（性や年齢など），生活環境，職業，罹患している疾病，関心，理解度などと教育目標に適応した教育・学習形態を選択することが重要です．また，参加者と教育目標に合わせて教材や媒体を選択し，学習者の食習慣改善についての関心を高め，内容理解と改善行動へ結びつきやすくすることにより，教育効果の向上が期待されます．よって，教育・学習形態（図 4-7），教材・媒体（表 4-2）について各々の特徴を十分に把握しておく必要があります．また，実施中は参加者に適した教育内容や教材・媒体内容であったか，教材や媒体は参加者に見やすいように提示できていたかなどについて確認するようにしましょう．

プログラム実施中は予想外の状況が起こる場合があります．そのため，連絡や命令系統について統一し，スタッフ間で連絡をしておく必要があります．プログラム実施中は教室終了ごと

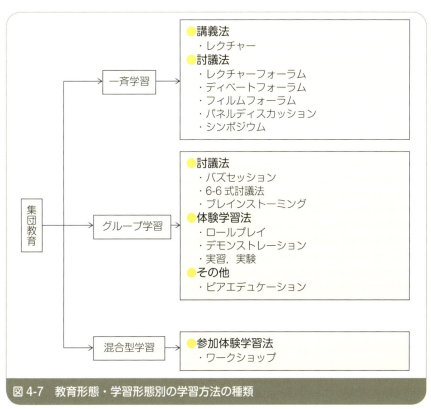

図 4-7　教育形態・学習形態別の学習方法の種類

［出典］逸見幾代，佐藤香苗 編著：改訂マスター栄養教育論．p65，建帛社，2015 より改変．

3 計画したプログラムの実施

表 4-2 媒体の種類と特徴

分　類	種　類	特　徴	一般大衆 (不特定多数)	多数 グループ	少数 グループ
情報提示媒体	黒　板 ホワイトボード	文字を書くだけでなく，図表を多様したり，筆記用具の色を使い分けるなどし，分かりやすくする．磁石で模型を提示することも可能である．	―	○	○
提示・展示媒体	実物食品	本物の食品や料理を見せることにより，具体的な実感が得られ，印象が深まる．試食により嗅覚，味覚，触覚に訴えることができる．	○	○	○
	食品模型	食品の種類，重量，組み合わせなどを認識できる．食事調査や食事指導に活用できる．	○	○	○
	ポスター，パネル，壁新聞	大人数への情報伝達に適している．図表や絵を用いることにより，印象的なものとなる．	○	―	―
	写　真	実物を見せることができないものでも真実性が高まり，説得力が得られる．	○	○	○
	図　表	言語表現では理解の難しいものであっても，視覚的に理解しやすくする．	○	○	○
印刷媒体	テキスト	新聞，雑誌，書籍（教科書，食品成分表等）など．	―	○	○
	パンフレット	簡単にとじた8ページ程度以上の小冊子のこと．平易な文章で図表，写真，絵等を多用し，伝えたいものを簡潔にまとめ，対象者の興味がもてるようなものにする．	○	○	○
	リーフレット	1枚で折りたためる程度のもの．パンフレットよりも簡便で，要点だけが記載されるため，短期間で読め，理解しやすい．	○	○	○
	記録表	学習者が記録することにより，セルフモニタリングが可能となる．	―	○	○
映像媒体	映　画	動画は動きと物語性があり，多人数の集団に対して，視覚的に情報を伝達する際に有用であり，理解しやすい．	○	○	―
	テレビ		○	○	○
	ビデオ，DVD，CD-ROM		○	○	○
	スライド	文字，図表，写真などを提示することができる．暗い室内で拡大して映写するので，映像に集中することができる．	―	○	○
	OHP，OHC	OHCは印刷媒体や実物を映像として提示できる．OHPもOHCも暗室でなくてよい．	―	○	○
視覚媒体	放送，ラジオ	多人数の集団に短時間で情報を伝達できる．	○	○	―
	CD，ICレコーダー	どこでも繰り返し聴くことができる．	―	○	○
演示媒体	紙芝居，人形劇（指人形），ペープサート	学習に和やかで楽しい雰囲気をもたらし，興味や関心を高めることができる．	―	―	○
	調理実習	対象者の記憶に残りやすく，理解しやすい．	―	―	○
情報処理媒体	インターネット，ウェブサイト，電子メール	ホームページや電子メール，メールマガジンなどから多くの情報を得られ，またそれらを多人数双方向に交換することができる．	○	○	○

［出典］田中敬子，前田佳予子 編：栄養教育論 第2版，p83，朝倉書店，2017より改変．

に反省・評価に関わるミーティングを実施し，問題点，改善点についてスタッフ間で情報を共有するようにしましょう．

C．教室・プログラム実施報告書

　各教室やプログラムの実施後，反省会を開催し，速やかに報告書を作成します（表 4-3）．これにより，関係者やスタッフへの結果報告，今後のプログラムの反省点や課題，問題点が明らかになり，改善につながります．また，スタッフたちからプログラム参加による感想などの主観的な報告も盛り込み，次年度の計画策定の資料となるようにします．

表 4-3　プログラム実施報告書（例）―美味しく楽しく健康教室―

プログラム名	「美味しく楽しく健康教室」			
目　的	生活習慣病予防へのポピュレーションアプローチ			
開催日時	平成○年△月□日（月）　13 時 30 分〜16 時			
開催場所	A 市保健センター　講堂			
対　象	A 市在住　30 〜 74 歳（男女問わず）			
参加人数	34 名　（平均年齢±標準偏差　63.1 ± 4.7 歳）			
スタッフ	管理栄養士 1 名，保健師 2 名，医師 1 名，健康運動指導士 1 名，事務員 2 名			
実施内容	・身体計測：保健師 ・栄養講座：管理栄養士 ・運動講義・実技（ウォーキング）：健康運動指導士 ・健康講話：医師 ・次回の案内			
経　費		収入		支出
	参加費	¥○,○○○ (@ ○× 34)	賃金・交通費	¥○,○○○
			消耗品	¥○,○○○
事業評価	※アンケートの集計結果，参加者の感想などを記入する 例： ・ウォーキングの講義・実技について全員が「参考になった」・「正しいウォーキングが実践できる自信を高めることができた」と回答した			
課題・問題点	※反省会などで出た意見や評価結果について記入する 例： ・身体計測の流れがスムーズにいかず，測定を待たされる参加者が多かった ・駆け込んで来た方がすぐに血圧を測定すると，高くなってしまう			
次回の計画・準備	※次回のプログラムの流れや連絡事項，準備物などを記入する 例： ・血圧は必ず落ち着いた状態で測定するように参加者に声がけをする． ・血圧が高かった人は二度測定を行う．			
スタッフの感想	※次回の計画に役に立つ情報や意見を記入する 例： ・アンケート項目が多かったため，最終日のアンケート項目数はもう少し減らした方がよいのではないか→アンケート内容を再度精査することとなった			

第 4 章　公衆栄養活動のためのプログラムの展開

4 プログラムの評価

公衆栄養マネジメントにおけるプログラムの評価は，マネジメントサイクルをもとに行われます（図 4-8）．プログラム中のあらゆる事項について評価を行うことで，プログラムの問題点を把握し，改善し，目標達成状況を検証することができます．

評価にはいくつかの段階があり，評価に応じて考え方や指標が異なります．主に公衆栄養プログラムの計画段階（アセスメント→目標設定→計画立案）で行う「企画評価」，プログラム実施中に行う「過程評価」，プログラム終了後に行う「影響評価」「結果評価」「経済評価」，そしてプログラム全体を総合的に評価する「総合評価」に大別されます（表 4-4）．

A. 企画評価

企画評価は，公衆栄養アセスメント方法，目標設定の妥当性，計画案を評価します．効果的にプログラムを評価するためには，計画作成時にプログラムの目的に適した目標と目標の達成状況を把握するための評価指標を設定します．プログラムの関係者や企画立案者は，プログラムの企画や立案前にあらかじめ評価基準について確認することが望まれます．評価基準を事前に確認することにより，プログラムの企画や立案の段階で取り組むべき事項や検討すべき事項を把握しやすくなります．さらに，指標の評価時期や収集方法などを検討します（表 4-5）．

B. 過程評価

過程評価は，プログラム実施中の情報を収集し，評価します．① プログラムが計画どおりに実施できているか，② 各教室の参加状況はどうであるか，③ 参加者はプログラムやサービ

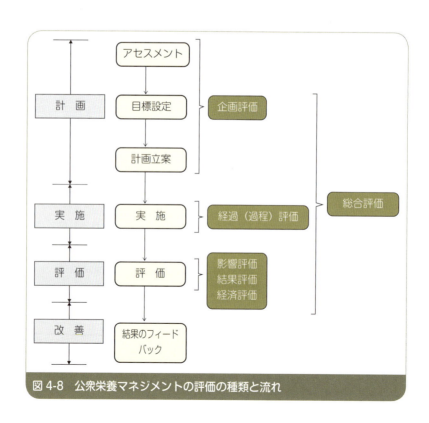

図 4-8　公衆栄養マネジメントの評価の種類と流れ

表 4-4　公衆栄養マネジメントの評価の分類と評価の例

分　類	内　容	評 価 例
企画評価	アセスメント，目標設定，計画立案までの評価 ●アセスメント： 　対象地域や対象集団に対するアセスメント，健康問題やその原因についての分析，課題の優先順位付け　など ●目標設定： 　目標達成度，達成可能性，達成時期　など ●計画立案： 　対象者の選定，プログラムの実施方法，人材確保，住民参加状況，関係者や関係機関との連携，プログラムを実施するために必要な費用や時間　など	□対象地域や対象集団のアセスメントをし，ニーズを把握できているか □課題の中で緊急性や重要性，実行可能性などを考慮し，優先順位を的確に付けられているか □課題に対して，適切な目標やプログラム内容を設定できているか □立案したプログラムに必要な人材確保や費用確保などはできているか
経過（過程）評価	プログラム実施に伴う過程の評価	□プログラムは計画通りに行われているか □脱落者はいないか □目標行動に関する学習はできたか □参加者はプログラムの内容やサービスに満足しているか
影響評価	プログラムの短期目標の達成度の評価	□短期目標は達成できたか
結果評価	プログラムの中・長期目標の達成度の評価 プログラムの最終結果の評価	□中・長期目標は達成できたか 　（疾病の有病率，罹患率，死亡率，平均寿命，医療費，QOL などの指標の変化）
経済評価	プログラムに投入された費用による効果の評価	□費用効果分析 　（どれだけの費用で特定の効果が得られたか検討する） □費用効用分析 　（どれだけの費用で特定の効用が得られたか検討する） □費用便益分析 　（得られた特定の効果を金銭に換算し，要した費用を比較検討する）

[出典] 今井絵理 他：公衆栄養学実習ワークブック，徳留裕子，東あかね 編，p50，みらい，2016 より.

スに満足しているか，④ スタッフの反応はどうであるか，⑤ 社会資源は有効活用されているか，⑥ 関係各所との連携はうまくいっているか，などを中心に評価を行います．各教室実施後はスタッフとのミーティング時間を取り，実施内容に対する振り返りをします．その内容について教室・プログラム実施報告書を作成し，スタッフ間で共通認識を持ち，改善が必要な場合はその都度改善していくことが重要です．

C.　影響評価

評価デザインは対象者を無作為に介入群，対照群に割り付けて介入する「無作為化比較試験」，非無作為に介入群，対照群に割り付ける「非無作為化比較試験」，対照群を設定しない「介入前後の比較」などが挙げられます．公衆栄養プログラムでは，住民全員に平等にサービスを提供せねばならず，個々人を無作為に割り付ける無作為化比較を実施することは困難です．そのため，地域や学校，職域などの集団（クラスター）単位で介入群と非介入群に割り付け，介入

4 プログラムの評価

表 4-5 公衆栄養プログラムの評価デザイン（プログラム前後の比較）の例

プログラムの目的	「美味しく楽しく健康教室」では，生活習慣病予防を目的として，食事と運動の教室を実施し，身体状況，生活習慣，食行動，身体活動状況などについてプログラム実施前後で調査を行い，比較することでプログラムの効果を評価する
プログラム目標	身体状況，生活習慣，食行動，身体活動量の改善
対象者	A 市在住　30 ～ 74 歳
プログラムの評価デザイン	プログラム実施前とプログラム実施後の各指標を比較する（介入前後比較）
プログラムの概要	【身体状況】身長，体重，腹囲，体脂肪率，血圧 【食事調査】栄養素等摂取量，食品群別摂取量 【生活習慣，食習慣調査】生活リズム，欠食状況　など 【運動習慣】歩数計

・身体状況および栄養素等摂取量，食品群別摂取量

	測定項目	単位	プログラム実施前		プログラム実施後		有意確率*
			平均値	標準偏差	平均値	標準偏差	
身体状況	体重	kg	53.4	7.9	52.1	9.0	0.884
	BMI	kg/m²	23.6	3.2	22.4	3.0	0.421
	腹囲	cm	81.4	6.1	76.5	4.9	0.042
	体脂肪率	%	27.6	6.4	24.3	9.5	0.051
	収縮期血圧	mmHg	142.3	16.2	142.8	18.6	0.094
	拡張期血圧	mmHg	86.3	10.7	74.3	6.8	0.007
栄養素等摂取量	エネルギー	kcal/day	2163	521	2046	512	0.426
	たんぱく質	g/day	76.3	36.1	74.3	23.8	0.078
	脂質	g/day	74.9	27.9	64.8	23.3	0.216
	炭水化物	g/day	295.9	46.1	291.4	47.9	0.888
	食物繊維総量	g/day	15.4	5.1	15.6	4.9	0.984
	食塩	g/day	11.5	5.0	10.4	4.1	0.082
食品群別摂取量	緑黄色野菜	g/day	108.5	51.3	129.4	42.6	0.893
	その他の野菜	g/day	175.5	79.3	177.2	66.4	0.143
	海草類	g/day	4.2	4.1	4.9	3.4	0.974
	菓子類	g/day	63.5	45.5	67.9	56.3	0.364

＊：Wilcoxon の符号付き順位検定

・朝食を週 3 回以上抜く者の割合の変化

$P* = 0.073$, ＊：Wilcoxon の符号付き順位検定

を行うことがあります.

影響評価は,プログラムの短期目標達成度を調べ,評価します.影響評価の主な指標としては,対象者の態度や行動などの生活習慣の変化や,環境の変化などが挙げられ,これらはアンケートや身体計測,食事調査などを実施し,質的データおよび量的データを用いて評価されます（表4-4）.

また,プログラム終了後は,自己評価のみならず,第三者による評価を受けてプログラムの見直しを行うことで,今後の効果的な事業実施につなげることが可能となります.

D. 結果評価

結果評価は,プログラムの中・長期目標達成度を調べ,評価します.結果評価では,公衆栄養プログラムが住民の健康度やQOLの改善や向上にどの程度寄与したかを評価します.これらの項目を評価するためには数年〜数十年を要することから,計画策定時にモニタリング方法をしっかりと考えておく必要があります.得られた評価は次のプログラム策定に生かすとともに,住民に還元しなくてはなりません.プログラム終了後,結果を報告書としてまとめ,ホームページや市町村の広報などを用いて情報発信をします.さらに,その後の健康啓発へとつなげる必要があります.

5 栄養疫学

A. 記述統計学と推測統計学

統計学とは現象の集団的把握を目的とする学問です.計画された実験や研究において,結果を考察する場合,個体変動（一般的にバラツキという）が現れると,その現象の原則や法則を探ることが困難になります.そこで,現象を集団的に考えて,その個体変動のありようを分布として捉え,その集団が持つ原則や法則として理解します.

観測した結果を数量もしくはそれに変換できれば,集団的特性値として記述できます.この記述方法について考える統計領域を記述統計学といいます.

また,数理統計学（mathematical statistics）では主として集団からランダム（無作為）に抽出した標本について考えます.標本からもとの集団（母集団）を確率的に想定して集団的特性値,あるいは確率分布そのものについて統計的推論または統計的な決定の方法を考える統計領域を推測統計学といいます.

B. 情報と尺度

実験・調査研究により得た情報にはその性質（尺度）によって分類されます（表4-6）.その分類ごとに適切な統計学的な扱い方（統計的手法）があります.

C. 記述統計量
1）集団の代表値（平均値,中央値,最頻値など）

平均値を用いる最大の理由は,たくさん実験（調査）をすればデータの算術平均は,真の平

5 栄養疫学

表4-6　情報と尺度

種　類		内　容	例	許される統計的手法
定性的・質的	名義尺度	名目的により分類を示す特性	性別，職業，学級の番号など	事例数を数える，モード（最頻値）を求めるなど
	順序尺度	大小関係が存在して値が意味を持たない特性	鉱物の硬度，満足度（満足＝1，普通＝2，不満＝3）	メディアン（中央値），パーセンタイル（パーセント順位），順位相関など，順序統計量の計算
定量的・量的	間隔尺度	大小関係が意味を持ち，しかも数値（目盛）間の間隔（距離）が等しい特性	（摂氏・華氏）温度，テストなどの得点，食品摂取頻度	平均（算術平均）や標準偏差など，和や差をもとにした統計量
	比例尺度	間隔尺度の性質に絶対的原点（絶対0点）を加え持つ…数値の比の同等性	身長，体重，金額，絶対温度，食品・栄養素摂取量など	平均（算術平均，幾何平均），加減乗除をもとにした統計量

均（私たちが知りたい真の値）に近づくということ（大数の法則）です．しかし，平均値を得た集団内に，外れ値（分布から大きく値が外れる値）があると平均値への信頼性が失われます．その場合は，中央値や最頻値を用います．

また，統計的手法に異なる集団間の違いを検定する方法がありますが，平均値を用いる統計的検定と中央値を用いる統計的検定があります．

2）標準偏差：SD（standard deviation）

集団を構成する個々の値と平均値の差を偏差といいます．偏差の総和を集団の個数で割ったものが標準偏差です．偏差の総和は0になりますので，偏差を2乗して符号を取り絶対値としてそれを集団の個数で割り，2乗和したので平方根を求めて標準偏差が得られます（図4-9）．

3）平均値と標準偏差の関係

平均値と標準偏差が分かれば，その集団の分布を確率的に評価できます．平均値を中心として-1標準偏差と＋1標準偏差の間に集団のおおよそ68.27％が確率的に存在します（図4-10）．また，平均値を中心として-2標準偏差と＋2標準偏差の間に集団のおおよそ95.45％が確率的に存在します．この原理を用いて，栄養素の必要量を求めた実験データから平均値と標準偏差を求め，その値を推定平均必要量（EAR）と推奨量（RDA）としています．

4）標準誤差：SE（standard error）

標準偏差と混同されてしまいますが，標準偏差は平均値の信頼性を表す統計量です．

特に実験的研究では，原因や結果に及ぼす要因を条件として結果を測定します．結果となる値はできるかぎりバラツキが生じないように，試料の均一化や条件操作の熟練を行います．

その結果得られた条件や要因別の群ごとの平均値の相違を検討します．その場合に平均値がどの程度ならバラツキが許されるかを確率的に示したのが標準誤差です．

標準誤差の計算式：$SE = \dfrac{SD}{\sqrt{n}}$　　※ n ＝個数

サンプルを S₁, S₂, S₃, …として，(S はサンプルの頭文字)
また，平均を m として，(m は mean（平均）の頭文字)

標準偏差 (standard deviation) は，

$$\text{standard deviation} = \sqrt{\frac{(S_1-m)^2+(S_2-m)^2+(S_3-m)^2+\cdots}{\text{number of samples}}}$$

図 4-9　標準偏差の公式

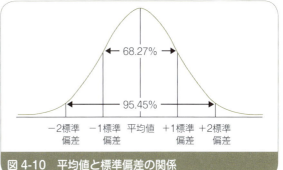

図 4-10　平均値と標準偏差の関係

5）最大値，最小値，レンジ（最大値と最小値の差）

いずれも分布の状態を表す統計量です．

6）尖度と歪度

尖度は観測値が中心点の周囲に群がっている度合いの指標です．正規分布の場合，尖度の統計値は0です．尖度が正の場合，正規分布と比較して観測値が分布の中心あたりに多く群がっており，分布の極値まで両裾が薄くなることを示します．急尖的分布（分布が尖っている）の両裾は，正規分布と比較して厚くなります．尖度が負の場合，正規分布と比較して観測値の群がりが小さくなり，分布の極値までの両裾が厚くなります．急尖的分布の両裾は，正規分布と比較して薄くなります．

歪度は分布の非対称性の指標です．正規分布は対称であり，歪度の値は0です．歪度が正の大きな値である分布は，右側の裾が長くなります．歪度が負で絶対値が大きい分布は，左側の裾が長くなります．目安として，歪度が標準誤差の2倍より大きい場合は，対称分布からずれていると解釈します．

D. χ^2（カイ2乗）検定

データの尺度が名義尺度および順序尺度に適用する統計的検定の1つです．カイ2乗（χ^2）分布（変数の2乗の和から出てくる分布）を使い，比較したい事象に対する頻度の検定を行う方法です．例えば，「ある意見について，賛成・反対のどちらかを男女混合の集団に尋ねるとして，男性と女性とで賛成・反対に対して差があるかどうか」を検討するときに用いるのがそれです（表4-7）．

2つの間に差がない（帰無仮説）としたときに観測値の期待値（観測値から求めた理論値）の差を求め，その2乗を期待値で割った値の合計がカイ2乗分布をすることを利用します．

$$\text{カイ2乗値} = \Sigma \frac{(\text{観測値}-\text{理論値})^2}{\text{理論値}}$$

5 栄養疫学

　理論値は観測値から，表4-7のように，それぞれの項目の全体でのバランスを考えて，理論値と観測値の期待値に対する割合を求めます．この値の合計がカイ2乗分布に従うことを利用し検定します．

表 4-7　観測値と期待値の関係

[観測値]

	賛 成	反 対	合 計
男 性	a	c	n1
女 性	b	d	n2
合 計	m1	m2	N

[期待値（理論値）]

	賛 成	反 対
男 性	aa = m1 * n1/N	cc = m2 * n1/N
女 性	bb = m1 * n2/N	dd = m2 * n2/N

[観測値と期待度数の差の期待値に対する割合]

	賛 成	反 対
男 性	Ra＝（aa − a) 2/aa	Rc＝（cc − c) 2/cc
女 性	Rb＝（bb − b) 2/bb	Rd＝（dd − d) 2/dd

　カイ2乗値＝ Ra + Rb + Rc + Rd

例題 1

　意識調査から，食育活動への参加を聞いたところ表の集計となりました．

　表4-7の期待値を求める公式から，左下表の理論値（期待値）と期待値と右下表の期待値と観測値の差の期待値に対する割合を求め，χ^2乗値を解答欄に記入しましょう．

表：観測値（調査結果）

	参加する	参加しない	合 計
男 性	25	45	70
女 性	40	20	60
合 計	65	65	130

左下表：理論値（期待値）

	参加する	参加しない
男 性		
女 性		

右下表：期待値と観測値の差の期待値に対する割合

	参加する	参加しない
男 性		
女 性		

χ^2乗値：＿＿＿＿＿＿＿＿＿＿．

E. オッズ比とリスク比

　ある事象のオッズ (odds) とは,「その事象が起こりそうもない回数に対する起こる回数の比」と定義され, 通常は比や分数で表されます.

　ある事象が起こる確率を P とすると, その事象が起こらない確率は 1 − P になります. その事象のオッズはこの 2 つの値の比 P/ (1 − P) になります.

　この 2 つを公式として書き表すと, odds = P/(1 − P)　P = odds/(1 + odds) となります.

　オッズ比とは, 異なる 2 つ集団におけるオッズの比となります.

　表 4-8 から, 運動器症候群と低栄養あり群 (曝露群) が運動器症候群となるリスクは a/(a + b) で, 一方, 低栄養なし (非曝露群) のリスクは c/(c + d) となります.

　相対危険度 relative risk (RR:リスク比 risk ratio ともいいます) は, この曝露群のリスクを非曝露群のリスクで単純に割ったもので以下のように求めます.

$$RR = \{a/(a + b)\} \; / \; \{c/(c + d)\}$$

　もし疾患がまれなものであれば, 曝露群においても発生数は (a + b) より非常に小さいものとなり, (a + b) はほとんど b と等しくなります. 同じように非曝露群では (c + d) が d とほとんど等しくなり, その結果, 相対危険度はおよそ次の値に近似します.

$$RR ≒ \{a/b\} \; / \; \{c/d\} \; = ad/bc$$

表 4-8　運動器症候群と低栄養の関係

	ロコモあり	ロコモなし	合　計
低栄養あり	a	b	a+b
低栄養なし	c	d	c+d
合　計	a+c	b+d	a+b+c+d

5　栄養疫学

表 4-9　運動器症候群と低栄養の関係

	ロコモあり	ロコモなし	合　計	割　合
低栄養あり	50	140	190	26.3%
低栄養なし	40	220	260	15.4%
合　計	90	360	450	41.7%

表4-9を分割表（contingency table）といいます．左側に原因（低栄養など），上側に結果（運動器症候群など）を書きます．因果関係を考える場合，原因と結果があります．原因と結果の関係を調べるために分割表を作る場合，行（左側）に原因を，列（上側）には結果の項目を置くというルールがあるので，分割表を作成する場合はこのことに留意します．

> **例題 2**
>
> 表4-9からオッズ比を求めなさい．
>
> 　　　オッズ比：＿＿＿＿＿＿＿＿＿＿＿．

F. 評価指標

1）経過（過程）評価

事業（個々の事業やプログラムなど）の実施と経過に基づき，計画の進め方，方法，媒体，利用者の反応，事業にかかわったスタッフの反応，関係機関との連携などの変化を評価します．

2）影響評価

計画に基づく事業の実施にあたって目標達成に関わる要因（準備要因，強化要因，実現要因）を評価します．対象者の知識・技術，態度，習慣，価値観などの変化，社会資源の利用状況など環境要因の改善などを評価します．

3）結果評価

計画策定で設定された健康課題や住民のQOL改善の有無を評価します（例えば，死亡率，有病率や罹患率の改善など）．健康度の改善などを評価します．

4）経済評価

① 費用便益分析

効果を便益（お金に換算）に換算し評価します．食・栄養教育によってみられた効果をお金に換算する方法です（例えば，「糖尿病予防教室の開催により，削減した医療費」など）．

② 費用効果分析

効果を単位当たりの効果として評価します．食・栄養教育によって一定の効果を得るためにどのくらいお金が必要なのかを評価する方法です（例えば，体重1kg減量に要する費用など）．

③ 費用効用分析

費用効果分析の一手法です．効果を効用値の重み付けで調整した単位を用いて測定します．一般には，生活の質で調整した生存年（QALY）を測定し，費用/効用比を指標とします．

G. 母平均との比較

1）国民健康・栄養調査結果との比較

地域集団に対して栄養調査を実施し，その結果と全国値（国民健康・栄養調査結果）を比較して相違を評価します．

2）母平均の検定手順

① 検定統計量（T）を求めます．

公式：T ＝（（調査値 － 全国値）× $\sqrt{（サンプル数 － 1）}$）÷ 標準偏差

② 平成27年国民健康・栄養調査結果の女性・20歳代のデータを全国値とします．

③ to ＝ t分布の棄却域の値を TINV（0.05，サンプル数－1）により求めます．

④ T ＞ to ならば，有意性欄に「全国平均とは有意水準5％で差がある」

T ≦ to ならば，有意性欄に「全国平均とは差はあるとはいえない」

4章 解答

例題 1

左下表：理論値（期待値）　　　　　右下表：期待値と観測値の差の期待値に対する割合

	参加する	参加しない
男 性	35.0	35.0
女 性	30.0	30.0

	参加する	参加しない
男 性	2.857	2.857
女 性	3.333	3.333

χ2乗値：12.381

例題 2　a/(a ＋ b) ÷ c/(c ＋ d) ＝ 1.96

プレゼンテーションのための応用実習

1 地域における健康づくり対策

　地域には，多くの特徴があり，さまざまなライフステージ・健康状態の人が住んでいます．生活背景や知識・技術レベルも一様ではありません．地域において健康づくり対策を行う際には，これらを十分に把握した上で進めていく必要があります．社会情勢の変化や，国が進めている対策などについて，きちんと理解しておくことも必要不可欠です．また，その地域で過去に行った対策の経緯や評価などを整理し，継続した形で行うのか，新たな方向性から行うのかなどについても考えなければなりません．場合によっては，これまでにない視点からの発想も大事になってきます．さらに，実施する側の体制や予算などの確認や調整も欠かすことができません．そして，計画・実施・評価をする際には，「他者に伝え，理解してもらう」，さらには，「理解し行動してもらう」ための技術が求められます．この技術は，地域住民に伝えるといった場面だけでなく，同じ部署内，他職種の方などへの説明の機会や，企画・調整・実施・評価など，数多くの場面で必ず必要になるものです．

　本章では，すでに都道府県，市町村レベルで進められている対策について調べ，具体的な視点から地域における健康づくり対策を考えていくための能力を身に付けるとともに，他者へ伝えるための技術のひとつとして，スライドを用いたプレゼンテーションの方法について学びます．

　なお，地域における健康づくり対策の例として表5-1に大阪府健康増進計画「健康おおさか21」とその評価を示します．ここでは，計画策定時の値と最終評価時の値を比較し，さらに目標に対する達成状況を「A：目標値に達した」「B：目標値に達していないが改善傾向」「C：変わらない」「D：悪化している」「E：評価困難」の5段階で評価し，分析を行っています．これらの評価結果を踏まえ，大阪府では平成25年度から29年度までの5年間を計画期間とする「第2次大阪府健康増進計画」を策定し，プログラムを実施しています．

2 スライドを用いたプレゼンテーション

A．相手に伝えたいことを確実に伝えるための方法

　「相手に伝える」ための方法は多種多様です．しかし，確実に伝える（理解してもらい，場合によっては行動してもらうところまで）ためには，伝える相手や場面に合わせて，最適な方

2　スライドを用いたプレゼンテーション

表 5-1　地域における健康づくり対策の例：大阪府健康増進計画の目標項目の標価値および評価

		項目数	指　　標		H20 年実測近似値 （H22 年中間評価値） ※ H17 年中間評価値	H24 目標値 （H22 中間評価時）	H24 年最終評価値 ※ H23 年度府民調査	評価	検定有
I　目標項目　評価【A：目標達成　B：改善傾向　C：変わらない　D：悪化　E：評価困難】									
7分野の目標値	栄養・食生活の改善	1	脂肪エネルギー比率（20 〜 40 歳代）		27.2%	25%以下	27.6%	C	*
		2	野菜摂取量		265g	350g	253g	D	*
		3	朝食欠食率	20 歳代男性	31.7%	15%以下	33.9%	C	*
		4		30 歳代男性	21.1%	15%以下	27.7%	C	*
	運動・身体活動の習慣化	5	日常生活における歩数	男　性	7,584 歩	10,000 歩	7,359 歩	C	*
		6		女　性	6.466 歩	9,000 歩	6,432 歩	C	*
		7	運動習慣のある者の割合		31.8%	44.2%以上	29.1%	C	*
	休養・こころの健康づくり	8	睡眠による休息が不足している者の割合		27.4%※	21%以下	25.3%※	B	*
		9	自殺者数		2,079 人	1,500 人以下	1,947 人	C	
	たばこ対策の推進	10	喫煙する者の割合	男　性	46.5%	30%以上	35.7%	B	*
		11		女　性	12.8%	5%以下	12.1%	C	*
	健康診査・事後指導の充実	12	がん検診受診率	胃がん検診	22.1%	50%	21.5%	D	
		13		子宮がん検診	18.3%	50%	28.3%	B	
		14		肺がん検診	17.2%	50%	14.9%	D	
		15		乳がん検診	14.9%	50%	26.8%	B	
		16		大腸がん検診	20.6%	50%	18.9%	D	
	歯と口の健康づくり	17	80 歳（75 歳以上 85 歳未満）で 20 歯以上の歯を有する人の割合		29.6%	30%以上	33.3%	A	*
		18	60 歳（55 歳以上 65 歳未満）で 24 歯以上の歯を有する人の割合		58.2%	60%以上	56.8%	C	*
	アルコール対策	19	多量飲酒者（1 日に純アルコール約60g 以上摂取する者）の割合	男　性	5.0%	4.1%以下	7.6%	C	*
		20		女　性	0.7%	0.2%以下	2.2%	C	*
メタボと生活習慣病関連の目標値	普及啓発による知識浸透率	21	メタボリックシンドローム（内臓脂肪症候群）の概念を知っている人の割合		52%	80%	87.2%	A	
	肥満・メタボリックシンドローム（内臓脂肪症候群）の予備群・該当者の数	22	肥満者の推定数（BMIと腹囲が基準以上）	男性（20 〜 60 歳代）	848 千人	724 千人	886 千人	D	*
		23		女性（40 〜 60 歳代）	228 千人	213 千人	213 千人	A	*
		24	肥満者の推定数（BMIのみ基準以上）	男性（20 〜 60 歳代）	68 千人	61 千人	56 千人	A	*
		25		女性（40 〜 60 歳代）	160 千人	149 千人	184 千人	D	*
		26	肥満者の推定数（腹囲のみ基準以上）	男性（20 〜 60 歳代）	619 千人	548 千人	531 千人	A	*
		27		女性（40 〜 60 歳代）	49 千人	44 千人	61 千人	D	*
		28	メタボリックシンドローム（内臓脂肪症候群）予備群の推定数（40 〜 74 歳）		439 千人	419 千人	350 千人	A	*
		29	メタボリックシンドローム（内臓脂肪症候群）該当者の推定数（40 〜 74 歳）		932 千人	853 千人	1,093 千人	D	*
	生活習慣病の予備群・有病者の数	30	糖尿病予備群の推定数（40 〜 74 歳）		1,421 千人	1,319 千人	1,351 千人	B	*
		31	高血圧症予備群の推定数（40 〜 74 歳）		743 千人	697 千人	594 千人	A	*
		32	糖尿病有病者の推定数（40 〜 74 歳）		627 千人	615 千人	729 千人	D	*
		33	高血圧症有病者の推定数（40 〜 74 歳）		1,781 千人	1,738 千人	1,867 千人	D	*
		34	脂質異常症有病者の推定数（40〜74歳）		2,115 千人	2,066 千人	2,555 千人	D	*
	健診・保健指導の実績	35	特定健診実施率（40 〜 74 歳）		34.0%	70%	39.0%	B	
		36	特定保健指導実施率（40 〜 74 歳）		5.5%	45%	9.8%	B	
		37	医療機関受療率（特定健診の結果受診を勧奨された者のうち，医療機関を受診した者の割合．健診受診時にすでに受診していた者は除く）（40 〜 74 歳）		87.5%	94%	66.9%	E	
	疾患受療率	38	脳血管疾患受療率（人口 10 万対）		193	209.1	261	D	*
		39	虚血性心疾患受療率（人口 10 万対）		74	78.2	70	A	*
	合併症率	40	糖尿病による人工透析新規導入率（人口 10 万対）		13.4	13.4 未満	13.6	C	*
	死亡率	41	脳卒中による死亡率（人口 10 万対）		73.5	84.8	72.0	A	*
		42	虚血性心疾患による死亡率（人口 10 万対）		73.1	81.6	76.3	A	*

［出典］大阪府「第 2 次大阪府健康増進計画」，p.31，2013 より引用．
注）「第 3 次大阪府健康増進計画」が平成 30 年に発表されます．

法を選択する必要があります．スライドを用いたプレゼンテーションは，パソコンの普及とともに身近になり，プレゼンテーション＝スライド作成ということも多くなってきています．しかし，スライドを用いた方法がすべての場合において最適な方法というわけではありません．むしろ，適さない場合もあります．伝えるための方法を選択する際には，伝えたい内容・相手，場面などを考慮して，「確実に伝えるためにはどうしたらよいのか」を考えることが大切です．

B．プレゼンテーションの準備

1）スライドを用いたプレゼンテーションで必要になる機器類

　必要となる機器には，プレゼンテーション用ソフトが搭載されたコンピュータ，コンピュータからの画像を映し出すプロジェクター，スクリーンがあり，プロジェクターやスクリーンは会場のサイズに合わせて選択します．

　プレゼンテーション用ソフトとして出会う機会が最も多いソフトは，Microsoft（マイクロソフト）社の PowerPoint（パワーポイント）でしょう．そのため，プレゼンテーションを行う際には，パワーポイントの扱いにも慣れておくことが大切です．パワーポイントに限らず，どのソフトにもいえることですが，バージョンが変わると操作の仕方や機能が変わることが多々あります．外出先などでコンピュータを借りてプレゼンテーションをする場合には，現地のコンピュータのパワーポイントのバージョンを確認しておくほうがよいでしょう．場合によっては，事前にバージョンが指定されていることもあります．

　また，コンピュータの OS（Operation System）についての確認も必要です．OS は，Windows または Mac（Macintosh）を利用している人がほとんどかと思いますが，パワーポイントは Windows，Mac のそれぞれの OS 環境で動作するものが発売されており，機能が異なる部分があります．使い慣れない OS でパワーポイントを利用する場合は，操作性だけでなく，作成したスライドがきちんと表示できるのか，ずれなどが生じていないかなどについての事前確認（試写など）は必須です．

2）プレゼンテーションの組み立て

　何も考えずに，すぐにスライド作成に入るべきではありません．プレゼンテーションで使用するスライドの作成に入る前に，まず，プレゼンテーションのテーマと目的を決め，プレゼンテーションをする相手や場，時間配分などについて整理しておきましょう．

a．プレゼンテーションのテーマと目的

　まず，プレゼンテーションのテーマを決めます．テーマを決める際には，テーマを見ただけで何を話すのかわかるようにする，興味を持ってもらえるようにすることを心がけましょう．あわせて，プレゼンテーションの目的（なぜそのテーマでプレゼンテーションをするのか）を明確にします．プレゼンテーションには，「知ってもらう」という情報提供を目的としたプレゼンテーションと，相手に「プレゼンテーションを聞いた後に意思決定をしてもらいたい，行動してもらいたい」というところまで求める，説得を目的としたプレゼンテーションなどがあります．情報提供を目的としたプレゼンテーションの例としては，研究報告や調査報告などがあり，説得を目的としたプレゼンテーションの場合は，企画の提案，サービスを提案するというようなものが入ります．自分自身が行うプレゼンテーションの終着点がどこなのか，具体的にどのようなことを伝えたいのかを明らかにしておきましょう．

2　スライドを用いたプレゼンテーション

b．プレゼンテーションをする相手・場

　プレゼンテーションをする相手はどのような人でしょうか？　大学生でしょうか？　教員でしょうか？　地域住民でしょうか？　それとも，さまざまな人が混在した集団でしょうか？　知識のレベルはどの程度でしょうか？　プレゼンテーションのテーマに対して興味を持っている集団でしょうか？　それとも，関心度が低い集団でしょうか？　プレゼンテーションの具体的な内容や流れは「相手」に合わせて，変える必要があります．そのため，相手について知っておくことは重要です．

　また，プレゼンテーションの場によっても，プレゼンテーションの内容は変わってきます．授業の中なのか何かの行事の一環として行うのか，狭い会場で行うのか，大きな会場で行うのか，などについても整理しておきましょう．

c．プレゼンテーションの時間

　プレゼンテーションには持ち時間が決められていることがほとんどです．時間超過は避けるべきですが，時間を余らせてしまうのもよいプレゼンテーションとはいえません．持ち時間を有意義に使えるように，時間配分を考えましょう．質疑応答の時間があるのであれば，その時間もチェックしておきます．スライド1枚につき，1分〜1分半程度が目安です．しかし，これはあくまで目安であり，実際には，説明する内容によって，それより短くて十分な場合もありますし，長くしたほうがよい場合もあります．相手がメモを取るか，メモを取らないかによっても1枚当たりにかける時間は変わってきます．メモを取ってもらう場合には（メモを取る量にもよりますが），3分程度を目安にするとよいでしょう．

3）プレゼンテーションの流れ

　1），2）で整理した事項を念頭におきながら，聞いている側が頭の中で整理しやすいよう流れ（ストーリー，あらすじ）を考えていきます．物語で見られる起承転結の構成は，楽しませる目的のプレゼンテーション以外では，不向きな場合がほとんどです．情報提供や説得を目的としたプレゼンテーションでは，「序論（はじめに）」→「本論」→「結論（まとめ）」の流れを基本に考えていきましょう（図 5-1）．

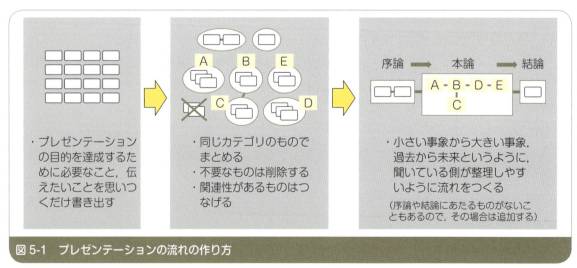

図 5-1　プレゼンテーションの流れの作り方

［出典］渡辺克之：伝わるデザイン Power Point 資料作成術．p.26．ソーテック社，2016．

序論は，本論で話すことの導入部分になります．これから何を話すのか，なぜこのテーマを取り上げたのか，どのような順番で話を進めていくのかなどを示し，相手に聞いてもらうための準備をしてもらいます．本論では，流れに沿って伝えたいことを詳細に話し，結論に導いていきます．本論の流れを考えるときには，大きな事象から小さな事象，過去から現在，というように，聞いている側が頭の中で整理しやすい流れにすることが大切です．結論では，何を伝えたかったのか，もう一度ポイントを簡単にまとめます．序論→本論→結論の流れの中で，主張や方向性は一貫させるようにしましょう．流れを考えるにあたっては図5-1の手順を参考にしてください．流れが決まったら，実際にスライドに入れる具体的な情報を集めます．客観的で根拠に基づいた情報，相手のレベルにあったイメージしやすい情報を選びましょう．また，相手の理解を促すために，あったほうがよい情報（実例，裏付けになる根拠など）があれば，この時点で追加します．なお，情報収集の手段は第2章を参考にしてください．

4）スライド作成

　3）でイメージしたストーリーになるよう，スライドを作成していきます．パワーポイントにはプレゼンテーションのために便利な機能がたくさんあり，スライド作成も進めやすくなっています．多くの機能を使いこなすコツや，よりわかりやすく，魅力的なスライドを作成するためのノウハウは専門書を参考にしてください．ここでは，パワーポイント(PowerPoint2016)を用いたスライド作成の大まかな流れと作成時に最低限，気をつけたほうがよい事項にしぼって記します．

a．スライド作成の流れ

　パワーポイントを立ち上げ，新規にファイルを作成すると図5-2のような画面が出てきます．画面上に見える事項について，簡単に説明を加えていますので参考にしてください．最初に，表紙を作成しましょう．表紙には，プレゼンテーションのテーマと発表者などを記します．次に，3）で作ったストーリーになるようにそれぞれのスライドにタイトルを入れていきます．さらに，それぞれのスライドに必要となる情報を加えていきます．情報をどのように見せるか（文章にするのか，図表にするのかなど）については，対象者の状況などを考慮した上，最もわかりやすいと思われる方法を選んでください．そのあと，すべてのスライドを並べて，流れやバランス，内容を再度チェックし，必要に応じて修正をします．この作業は，パワーポイントの「スライド一覧表示」を使うと行いやすいです．

b．スライド作成時の留意事項

スライド作成時に留意したほうがよい事項を下記にまとめました．

①1枚に情報を詰め込みすぎない

　1枚のスライドにたくさんの情報を詰め込みすぎないようにしましょう．伝えたいことをすべてスライドに記載する必要はありません．口で説明すればよい事項もあります．また，文字の羅列，特に，長い文章を画面いっぱいに載せるのは避けましょう．パッと見たときに，そのスライドで何が言いたいのかわかるかどうかが，判断基準になります．

②全体のデザインを統一する

　スライドのデザイン，文字の配置，フォントなど，統一できる部分は統一しましょう．デザインテンプレートを使うと，一気にスライドができたようなイメージを持ちますが，デザインに振り回されてしまい，自由な感覚での作成が困難になることもあります．自分

2 スライドを用いたプレゼンテーション

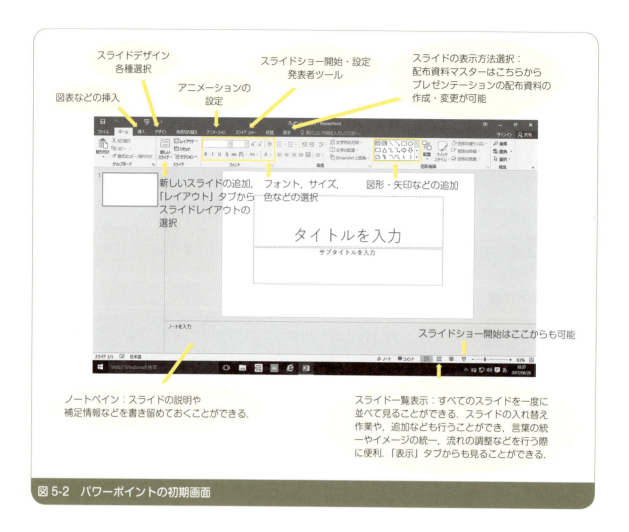

図 5-2　パワーポイントの初期画面

の話すテーマに合うものがない場合や，自由な発想でスライドを作成したいときには白紙から作成するほうがよいでしょう．

③ **文字の大きさ・フォントは「見やすい・読みやすい」を基本に**

　一番遠くの席から見えることが基本です．小さい文字の羅列，線の細いフォント，癖のあるフォントは見えづらいので避けましょう．

④ **色合いの工夫**

　色は，直接的な印象につながります．強調したいところに使う色，配色など，さまざまな切り口から吟味しましょう．多数の色を使うより，シンプルな色使いを心がけるようにしたほうがよいことが多く，文字に関しては背景の色とのバランスに気を付けるようにしてください．同系色だと見えづらいことがあります．

⑤ **表かグラフか？　文章か図か？**

　表よりもグラフのほうが見やすいことが多々あります．また，文章よりも図で示したほうが印象として残りやすいことが多いです．何を伝えたいのかによって，効果的な形式を選択するようにしましょう．グラフの場合は，単位が抜けていたり，目盛りの間隔が適切でない場合がよくありますので，必ず確認しましょう．

⑥ **アニメーションはシンプルに**

　アニメーションを入れると動きが出て，見る側を引き付けますが，多用は避け，確実な

効果が見込める箇所のみにしましょう．煩雑になりすぎると，どれが大事なのかわかりにくくなり，慣れていない場合は，プレゼンテーション時に操作ミスをしてしまうことがあります．

c．プレゼンテーションを成功させるために

スライドを用いたプレゼンテーションでは，わかりやすいスライドを作成することだけでなく，そのスライドを用いてプレゼンテーションをする準備を十分にしておくことが大切です．完璧なスライドが作成できていても，こちらの準備を怠ると，プレゼンテーションの効果が著しく低下することが多々あります．本番までに何度も練習しましょう．また，友達など他者からも意見をもらい，必要に応じて修正をしてください．プレゼンテーションに慣れていない場合や苦手意識が強い場合は，読み上げ原稿（それぞれのスライドで何を話すのか書き出しておく）を作成するのも1つの方法です．ただし，読み上げ原稿を読んでいるときには，意識が読むことに集中しがちで，聴衆の状況（反応）を確認することができなくなります．あくまで補助手段であると考えてください．パワーポイントの機能として「発表者ツール」というものもありますので，上手に利用するとよいでしょう．また，必要に応じてスライドを印刷して配布資料にすることもできます．配布資料マスターを利用すると，配布資料1枚当たりに載せるスライド枚数や，レイアウトなどの調整ができます．

複数名でプレゼンテーションを行う場合には，誰が何をするのか役割を決め，十分に調整をしておきましょう．プレゼンテーション当日，質疑があった場合は，相手が何を言っているのか理解した上で返事をするようにしましょう．わからなければ自分から尋ね直してください．意見をもらった際には，その内容が否定的なものであってもすぐに反論するのではなく，まずは相手の意見をよく聞き，失礼がないよう対応することが大切です．

3 パワーポイントを用いたプレゼンテーション

下記のパワーポイントのスライド①〜⑭は，プレゼンのためのものとしての一例です．参考にして，実際にスライドを作ってみましょう．

〈パワーポイントを用いたプレゼン例：「バランスガイドについて」〉

①
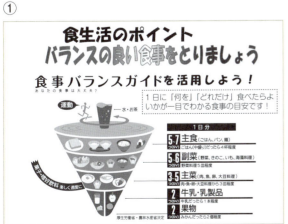

②
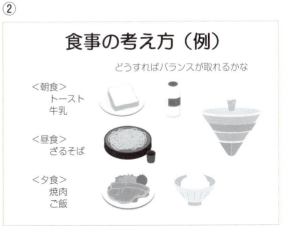

3 パワーポイントを用いたプレゼンテーション

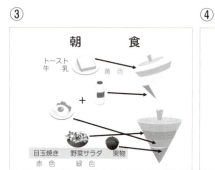
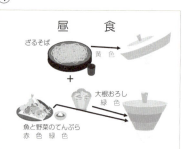
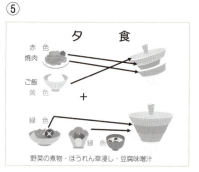
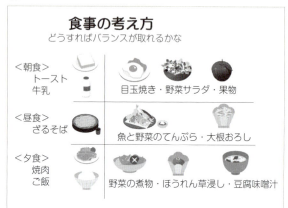
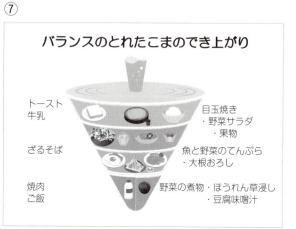
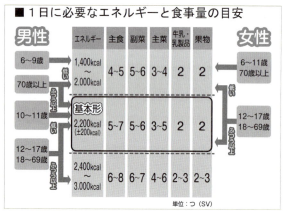
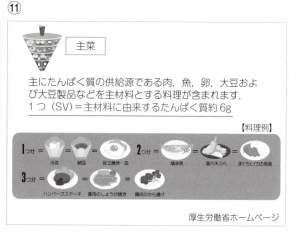

⑫
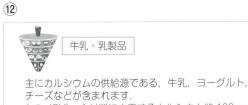

牛乳・乳製品

主にカルシウムの供給源である．牛乳，ヨーグルト，チーズなどが含まれます．
1つ（SV）＝主材料に由来するカルシウム約100mg

厚生労働省ホームページ

⑬

果物

主にビタミンC，カリウムなどの供給源である．りんご，みかんなどの果実およびすいか，いちごなどの果実的な野菜が含まれます．
1つ（SV）＝主材料の重量約100g

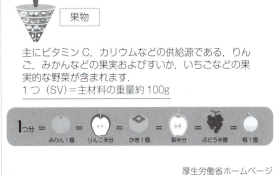

厚生労働省ホームページ

⑭

バランスよく食べられるよう，1日に「何を」「どれだけ」食べたらよいかを考えて，主食，副菜，主菜，牛乳・乳製品，果物の5つのグループの料理を組み合わせてみましょう！

活用ポイント

■1皿に主食・副菜・主菜が盛られた料理の数え方は？

カレーライスのように，ごはんも野菜も肉も入っている料理は，「主食」「副菜」「主菜」に分けて，それぞれがどれくらい入っているかで「つ（SV）」を数えます．

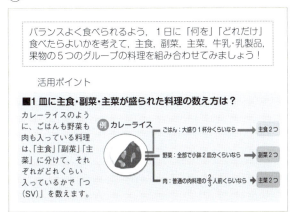

参考文献

1) 伝わるデザイン Power Point 資料作成術，p.20, p.26-27, ソーテック社．
2) 情報利用活用プレゼンテーション，p.2-24, 日経 BP ソフトプレス．

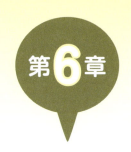

特定健康診査(特定健診)・特定保健指導

A. 特定健診・特定保健指導の導入について

わが国の健康づくり運動は,1978(昭和53)年からの「第一次国民健康づくり対策」に始まり,2000(平成12)年には「21世紀における国民健康づくり運動(健康日本21)」が策定され,生活習慣病の一次予防・二次予防に重点を置いた取り組みが展開されてきました.その中で,生活習慣病対策の提言として,

① 生活習慣病予備群の確実な抽出と保健指導の徹底が不十分
② 科学的根拠に基づく健診・保健指導の徹底が必要
③ 健診・保健指導の質のさらなる向上が必要
④ 国としての具体的な戦略やプログラムの提示が不十分
⑤ 現状把握・施策評価のためのデータの整備が不十分

などが課題として挙げられ,この課題を解決するためには,新たな視点で生活習慣病対策を充実・強化することが必要であるということで,2008(平成20)年4月より特定健康診査・特定保健指導が導入されました.

B. 特定健診・特定保健指導制度とは

2005(平成17)年の「医療制度改革大綱」において,2015(平成27)年度には2008(平成20)年度と比較して糖尿病などの生活習慣病有病者・予備群を25%減少させることを目標に,「高齢者の医療の確保に関する法律」が2008(平成20)年に制定されました.この法律では,生活習慣病予防の徹底を図るため,医療保険者に対して,内臓脂肪の蓄積などに着目した生活習慣病に関する特定健診と特定保健指導の実施が義務づけられました.

C. 保健指導対象者の選定・階層化と保健指導の流れ

健診・保健指導については,健診受診者全員に対して情報提供を行うほか,健診結果および質問項目から生活習慣病のリスクに応じて選定・階層化し,必要性に応じた保健指導を実施します(図6-1).

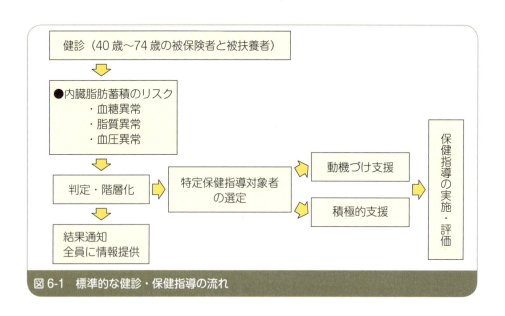

図6-1 標準的な健診・保健指導の流れ

D. 階層化の手順

階層化には，下記のとおりステップ1〜ステップ4の手順をとります．その結果を踏まえて，受診勧奨をするかどうかを決めます．

ステップ1 腹囲とBMIより，内臓脂肪蓄積のリスクを判定します．
- 腹囲　男性≧85cm，女性≧90cm　→（1）
- 腹囲　男性＜85cm，女性＜90cm かつ BMI 25 以上　→（2）

ステップ2 健診結果と質問票より追加リスクをカウントします．
① 血糖について，空腹時血糖100mg/dL以上，またはHbA1c 5.6％以上
　　薬剤治療を受けている場合（質問票）
② 脂質について，中性脂肪150mg/dL以上，またはHDLコレステロール40mg/dL未満
　　薬剤治療を受けている場合（質問票）
③ 血圧について，収縮期血圧130mmHg以上，または拡張期血圧85mmHg以上
　　薬剤治療を受けている場合（質問票）
④ 質問票　喫煙歴あり（①〜③で1個以上リスクがある場合のみ）
（※ただし，服薬者は対象除外します）

ステップ3 ステップ1・2から保健指導レベルのグループ分けを下表のようにします．

情報提供レベル	動機づけ支援レベル	積極的支援レベル
内臓脂肪蓄積リスク（腹囲とBMI）非該当	・内臓脂肪蓄積リスク（1）で追加リスク1 ・内臓脂肪蓄積リスク（2）で追加リスク1または2	・内臓脂肪蓄積リスク（1）で追加リスク2以上 ・内臓脂肪蓄積リスク（2）で追加リスク3以上

ステップ4 前期高齢者（65歳以上75歳未満）については，積極的支援の対象となった場合でも動機づけ支援とします．

受診勧奨の判定値は，下表のとおりとなります．

項目名	判定値	項目名	判定値	項目名	判定値	項目名	判定値
収縮期血圧	140	HDLコレステロール	34	HbA1c	6.5	γ-GT（γ-GTP）	101
拡張期血圧	90	LDLコレステロール	120	AST（GOT）	51	血色素（ヘモグロビン量）	男性 12.0 女性 11.0
中性脂肪	300	空腹時血糖	126	ALT（GPT）	51		

E. 保健指導の実施

① 情報提供：全員に実施します．
② 動機づけ支援：原則1回の支援→面接による支援→6ヵ月後の評価
③ 積極的支援：3ヵ月以上の継続的支援→初回は面接による支援→6ヵ月後の評価
④ 初回面接の支援形態：　個別で1人20分以上
　　　　　　　　　　　　　集団で1グループ80分以上（1グループ8人以下）

F. 特定保健指導の内容

図6-2の流れで動機づけ支援，積極的支援をそれぞれ行います．

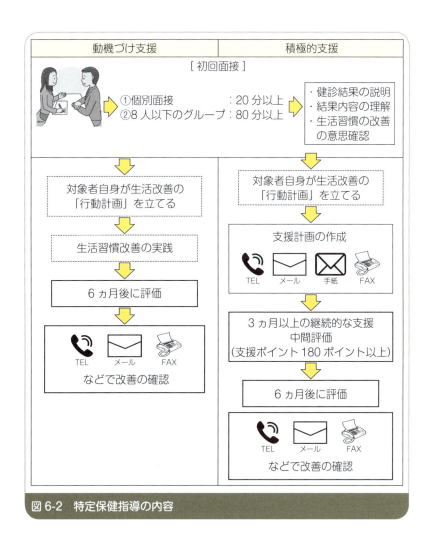

図6-2　特定保健指導の内容

G. 特定保健指導（動機づけ支援・積極的支援）の教材作成

1）動機づけ支援のポイント

① 対象者が自らの健康状態を自覚します．

② 生活習慣の改善のための取り組みを対象者自身が決定し，行動計画を立てます．

2）積極的支援のポイント（表6-1）

① 対象者が自らの健康状態を自覚します．

② 生活習慣の改善のための取り組みを対象者自身が決定し，行動計画を立てます．

③ モニタリングにより，生活習慣改善の自己評価を行います．

H. 教材事例：「保健指導における学習教材集（確定版）」

「保健指導における学習教材集（確定版）」とは，厚生労働省より提示されている，対象者が代謝などの身体のメカニズムと生活習慣との関係を理解し，生活習慣の改善を自らが選択し，行動変容につなげるために，具体的に何をどうすればよいかを選択できるための教材です．

① 自分の生活や身体の状況について現状を知るための教材

② 代謝など身体のメカニズムに関する知識を伝えるための教材

③ 行動変容のために対象者が具体的に何をどうすればよいかを選択できるための教材

の構成で，国立保健医療科学院ホームページ上にデータベースとして掲載されており，保健指導実施者が必要に応じて，教材をダウンロードできるとともに，さらに自由に改変して使用できるようになっています．

以下に2つの事例を記載します．

〈事例-1〉：健診結果から今の自分の体を知る（図6-3，4）

〈事例-2〉：自分の体の中で何が起こっているかを知る（図6-5）

※これらのほかに，「体と生活習慣を結びつける」や「行動変容〜何をどうすれば改善できるか〜」などの学習教材が厚生労働省のウェブサイトにてダウンロードできます．

表6-1　保健指導内容と作成教材	
保健指導内容	① 生活習慣と健診結果の関係を理解する． ② 自身の生活習慣を振り返る． ③ 健診結果の要因となっている食習慣は何かを考える． ④ 食習慣と生活習慣病の関連について理解する． ⑤ 食習慣を改善した場合のメリットと現在の食習慣を継続した場合のデメリットを考える． ⑥ その中で対象者自身が改善できると思える食習慣を抽出し，行動計画作成の参考にする．
作成教材の テーマと 支援目標	①「自分の体を知るシート」 　・メタボリックシンドロームの有所見があるかを確認する． 　・有所見の重症度を確認し，生活習慣を改善する検査項目はどこなのかを知る． ②「食生活・生活習慣チェックシート」 　・食生活習慣や生活習慣の振り返りと健診結果の要因となった項目を確認する． ③「食習慣と生活習慣病の関連パンフレット」 　・食生活や生活習慣とさまざまな生活習慣病発症のメカニズムを理解し，改善のための参考とする． ④「メリット／デメリットシュミレーションシート」 　・抽出した食習慣についてメリットとデメリットを確認する． ⑤「健康目標シート」 　・自分の健康問題について再認識して，改善に向けた目標を設定する．

［出典］厚生労働省：標準的な検診・保健指導プログラム確定版，p.89-96，保健指導における学習教材集（平成19年4月）より著者作成．

＜事例-1＞健診結果から今の自分の体を知る

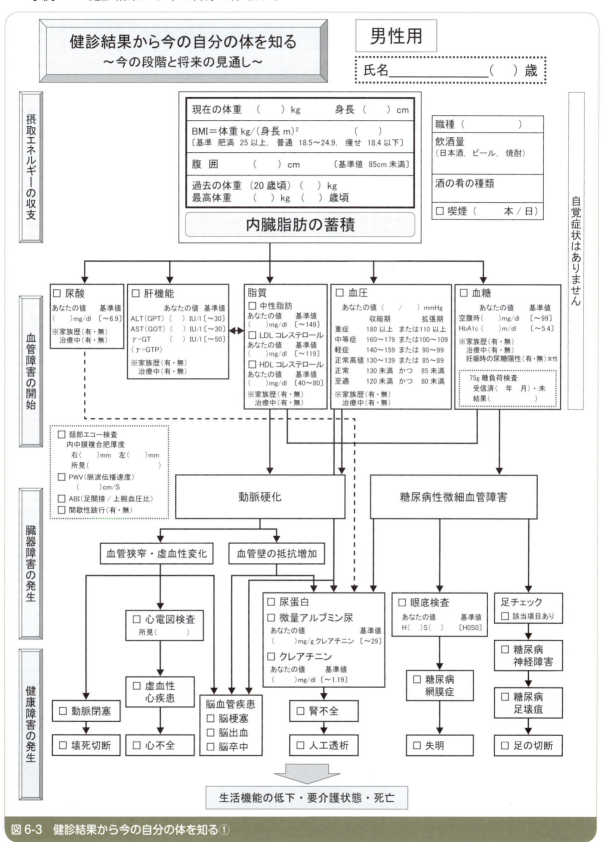

図 6-3　健診結果から今の自分の体を知る①

[出典] 厚生労働省より

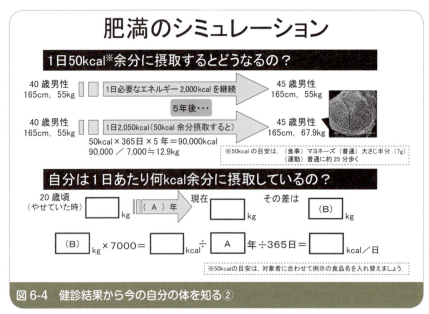

図6-4 健診結果から今の自分の体を知る②

【教材のねらい】
・メタボリックシンドロームの引き金になる脂肪の蓄積について，エネルギーの蓄積が確実に自分の体脂肪になっていることを確認する．

【資料の使い方】
・個別指導，集団指導どちらでもよいが，本人が自分で計算し，余分に摂取しているエネルギー量の1日当たりの目安を知ることにより，食生活の見直しや運動に関する動機付けを行うとともに，余分に摂取しているエネルギーを消費するためには，食事の見直しまたは運動のどちらが実施できそうかを考える材料にする．

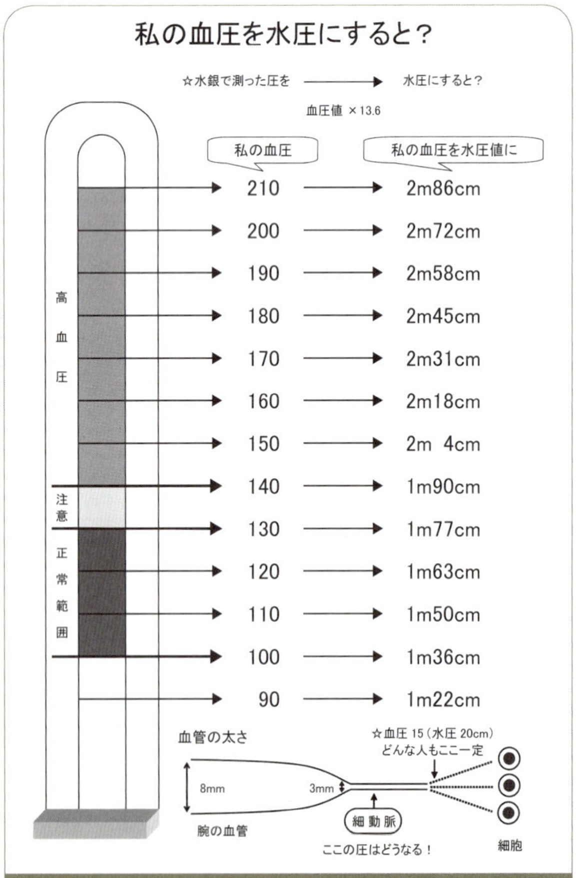

<事例-2>

自分の体の中で何が起こっているかを知る

図6-5　自分の体の中で何が起こっているかを知る

[出典] 厚生労働省より

【教材のねらい】
・自分の血圧値を水圧値に置き換えることにより，高血圧により自分の血管にどのくらい負担がかかっているかをイメージしやすくする．

【資料の使い方】
・対象者に渡して自分の血圧値の場合で置き換えてみてもらう．

索引

あ・い

アクティブ80ヘルスプラン ············· 5
アセスメント ····················· 39
アレルギー表示 ···················· 22
アレルゲン ······················ 22
アンケート ······················ 46
医療制度改革大綱 ·················· 71
インフォームド・コンセント ·········· 27

え

影響評価 ··············· 46, 51, 53, 58
栄養疫学 ······················· 53
栄養機能食品 ····················· 23
栄養強調表示 ····················· 21
栄養成分表示 ····················· 21
栄養摂取状況調査 ··············· 17, 31
栄養素 ························· 19
　──の過剰摂取 ················· 35
　──の摂取不足 ················· 35
栄養素等摂取量 ···················· 32
栄養素別摂取構成比 ················· 32
栄養表示基準 ····················· 21
栄養比率 ······················· 30
栄養マネジメント ··················· 2
疫学アセスメント ·················· 39
エネルギー摂取状況 ················· 17
エネルギー摂取の過不足 ············· 35
エネルギー摂取量 ·················· 19
エネルギーの栄養素別摂取構成比 ······· 32

お

大阪府健康増進計画 ············· 61, 62
オッズ比 ······················· 57

か

カイ2乗（χ^2）検定 ··············· 55
改善 ·························· 39
　──目標 ···················· 40
階層化 ························ 72
介入前後の比較 ··················· 51
過程評価 ······················· 50
間隔尺度 ······················· 54
観測値 ························ 56
管理栄養士 ···················· 1, 2

き

企画評価 ······················· 50
記述統計学 ······················ 53
記述統計量 ······················ 53
期待値 ························ 56
機能性表示食品 ··················· 23
義務表示 ······················· 21

け

計画 ·························· 39
　──策定 ···················· 42
経過評価 ······················· 58
経済評価 ······················· 59
結果評価 ····················· 53, 59
健康おおさか21 ··················· 61
健康増進法 ···················· 20, 31
健康づくり対策 ··················· 5
健康づくりのための食生活指針 ·········· 5
健康日本21 ····················· 5, 71
健康日本21（第二次） ··············· 6
検定統計量 ······················ 59

77

こ

公衆栄養アセスメント・・・・・・・・・・ 25, 39
公衆栄養学 ・・・・・・・・・・・・・・・・・・・・・・・・・ 1
公衆栄養学実習 ・・・・・・・・・・・・・・・・・・・・ 1
　──の目的 ・・・・・・・・・・・・・・・・・・・・・ 1
公衆栄養活動 ・・・・・・・・・・・・・・・・・・・・・ 2
公衆栄養施策 ・・・・・・・・・・・・・・・・・・・・・ 5
公衆栄養プログラム ・・・・・・・・・・ 39, 52
公衆栄養マネジメント ・・・・・・・・・・・ 50
国民健康・栄養調査 ・・・・・ 31, 32, 59

さ

最小値 ・・・・・・・・・・・・・・・・・・・・・・・・・ 55
最大値 ・・・・・・・・・・・・・・・・・・・・・・・・・ 55
最頻値 ・・・・・・・・・・・・・・・・・・・・・・・・・ 53

し

事業計画書 ・・・・・・・・・・・・・・・・・・・・・ 42
実施 ・・・・・・・・・・・・・・・・・・・・・・・・・・・ 39
社会アセスメント ・・・・・・・・・・・・・・・ 39
尺度 ・・・・・・・・・・・・・・・・・・・・・・・・・・・ 53
受診勧奨 ・・・・・・・・・・・・・・・・・・・・・・・ 73
出産期 ・・・・・・・・・・・・・・・・・・・・・・・・・ 11
授乳期 ・・・・・・・・・・・・・・・・・・・・・・・・・ 13
順序尺度 ・・・・・・・・・・・・・・・・・・・・・・・ 54
食育基本法 ・・・・・・・・・・・・・・・・・・・・・ 9
食育推進会議 ・・・・・・・・・・・・・・・・・・・ 9
食育推進基本計画 ・・・・・・・・・・・・・・・ 9
食育推進計画 ・・・・・・・・・・・・・・・・・・・ 10
食行動変容 ・・・・・・・・・・・・・・・・・・・・・ 3
食事改善 ・・・・・・・・・・・・・・・・・・・・・・・ 19
食事記録法 ・・・・・・・・・・・・・・・・・・・・・ 26
食事摂取基準 ・・・・・・・・・・・・・・・ 17, 35
食事摂取状況 ・・・・・・・・・・・・・・・・・・・ 19
食事調査 ・・・・・・・・・・・・・・・・・・・・・・・ 17
食事調査法 ・・・・・・・・・・・・・・・・・ 25, 26
食生活指針 ・・・・・・・・・・・・・・・・・ 15, 16
食品衛生法 ・・・・・・・・・・・・・・・・・・・・・ 20
食品群別摂取量 ・・・・・・・・・・・・・ 32, 34
食品摂取状況 ・・・・・・・・・・・・・・・・・・・ 30
食品表示制度 ・・・・・・・・・・・・・・・・・・・ 20
食品表示法 ・・・・・・・・・・・・・・・・・・・・・ 20
食物アレルギー ・・・・・・・・・・・・・・・・・ 14
食物摂取頻度質問票 ・・・・・・・・・・・・・ 30

食物摂取頻度調査法 ・・・・・・・・・・ 26, 29
身体状況調査 ・・・・・・・・・・・・・・・・・・・ 31

す

推奨体重増加量 ・・・・・・・・・・・・・・・・・ 11
推奨表示 ・・・・・・・・・・・・・・・・・・・・・・・ 21
推奨量 ・・・・・・・・・・・・・・・・・・・・・・・・・ 17
推測統計学 ・・・・・・・・・・・・・・・・・・・・・ 53
推定平均必要量 ・・・・・・・・・ 17, 18, 35
スライド ・・・・・・・・・・・・・・・・・・・ 61, 63
　──作成 ・・・・・・・・・・・・・・・・・・・・・ 65

せ・そ

生活習慣調査 ・・・・・・・・・・・・・・・・・・・ 31
生活習慣病 ・・・・・・・・・・・・・・・・・ 19, 71
　──の予防 ・・・・・・・・・・・・・・・ 35, 37
生活の質 ・・・・・・・・・・・・・・・・・・・・・・・ 39
積極的支援 ・・・・・・・・・・・・・・・・・・・・・ 74
絶対表示 ・・・・・・・・・・・・・・・・・・・・・・・ 21
尖度 ・・・・・・・・・・・・・・・・・・・・・・・・・・・ 55
相対表示 ・・・・・・・・・・・・・・・・・・・・・・・ 21

た

第一次国民健康づくり対策 ・・・・・・・ 5, 71
第二次国民健康づくり対策 ・・・・・・・・・ 5
第三次国民健康づくり対策 ・・・・・・・・・ 5
第四次国民健康づくり対策 ・・・・・・・・・ 6
体格区分 ・・・・・・・・・・・・・・・・・・・・・・・ 12
第3次食育推進基本計画 ・・・・・・・・・・ 9
体重変化量 ・・・・・・・・・・・・・・・・・・・・・ 35
耐容上限量 ・・・・・・・・・・・・・ 17, 18, 35
短期課題 ・・・・・・・・・・・・・・・・・・・・・・・ 41
短期目標 ・・・・・・・・・・・・・・・・・・・・・・・ 41

ち

地域における健康づくり対策 ・・・・・・・ 61
中央値 ・・・・・・・・・・・・・・・・・・・・・・・・・ 53
中期課題 ・・・・・・・・・・・・・・・・・・・・・・・ 41
中期目標 ・・・・・・・・・・・・・・・・・・・・・・・ 41
長期課題 ・・・・・・・・・・・・・・・・・・・・・・・ 41
長期目標 ・・・・・・・・・・・・・・・・・・・・・・・ 41

と

動機づけ支援 ・・・・・・・・・・・・・・・・・・・ 74
特定健康診査 ・・・・・・・・・・・・・・・・・・・ 71
特定保健指導 ・・・・・・・・・・・・・・・ 71，74
　　── の内容 ・・・・・・・・・・・・・・・ 73
特定保健用食品 ・・・・・・・・・・・・・・・・・ 23
特別用途食品 ・・・・・・・・・・・・・・・・・・・ 24

に

乳児期 ・・・・・・・・・・・・・・・・・・・・・・・・ 13
任意表示 ・・・・・・・・・・・・・・・・・・・・・・ 21
妊産婦のための食事バランスガイド ・・・・ 13
妊産婦のための食生活指針 ・・・・・・・・・・・ 12
妊娠期 ・・・・・・・・・・・・・・・・・・・・・・・・ 11

は・ひ

パワーポイント ・・・・・・・・・・・ 63，65，67
非無作為化比較試験 ・・・・・・・・・・・・・・・ 51
評価 ・・・・・・・・・・・・・・・・・・・・・・・・・ 39
　　── 指標 ・・・・・・・・・・・・・・・・・・・ 58
　　── デザイン ・・・・・・・・・・・・・・・・ 52
費用効果分析 ・・・・・・・・・・・・・・・・・・・ 59
費用効用分析 ・・・・・・・・・・・・・・・・・・・ 59
標準誤差 ・・・・・・・・・・・・・・・・・・・・・・ 54
標準偏差 ・・・・・・・・・・・・・・・・・・・・・・ 54
費用便益分析 ・・・・・・・・・・・・・・・・・・・ 59
秤量記録法 ・・・・・・・・・・・・・・・・・・・・ 27
比例尺度 ・・・・・・・・・・・・・・・・・・・・・・ 54

ふ・へ

プリシード・プロシードモデル ・・・・ 39，40
プレゼンテーション ・・・・・ 61，63，64，67
プログラム実施 ・・・・・・・・・・・・・・・ 45，47
　　── 報告書 ・・・・・・・・・・・・・・・・・・ 49
プログラムの計画策定 ・・・・・・・・・・・・・ 42
プログラムの評価 ・・・・・・・・・・・・・・・・ 50
分割表 ・・・・・・・・・・・・・・・・・・・・・・・ 58
平均食塩摂取量 ・・・・・・・・・・・・・・・・・ 33
平均値 ・・・・・・・・・・・・・・・・・・・ 53，54

ほ

保健機能食品 ・・・・・・・・・・・・・・・・・・・ 22
保健指導 ・・・・・・・・・・・・・・・・・・・・・・ 73
　　── 内容 ・・・・・・・・・・・・・・・・・・・ 74
　　── における学習教材集 ・・・・・・・・・ 74
母子保健 ・・・・・・・・・・・・・・・・・・・・・・ 11
ポスター ・・・・・・・・・・・・・・・・・・・・・・ 46
母平均 ・・・・・・・・・・・・・・・・・・・・・・・ 59

ま～も

マネジメントサイクル ・・・・・・・・・・・・・ 39
無作為化比較試験 ・・・・・・・・・・・・・・・・ 51
無添加強調表示 ・・・・・・・・・・・・・・・・・ 21
名義尺度 ・・・・・・・・・・・・・・・・・・・・・・ 54
目安記録法 ・・・・・・・・・・・・・・・・・・・・ 27
目安量 ・・・・・・・・・・・・・・・・ 17，18，35
目標の設定 ・・・・・・・・・・・・・・・・・・・・ 42
目標量 ・・・・・・・・・・・・・・・・ 17，18，35

よ

幼児期 ・・・・・・・・・・・・・・・・・・・・・・・ 13

り・れ

リスク比 ・・・・・・・・・・・・・・・・・・・・・・ 57
離乳期 ・・・・・・・・・・・・・・・・・・・・・・・ 13
理論値 ・・・・・・・・・・・・・・・・・・・・・・・ 56
レンジ ・・・・・・・・・・・・・・・・・・・・・・・ 55

わ

歪度 ・・・・・・・・・・・・・・・・・・・・・・・・・ 55

外国語索引

action ·································· 39
AI ···································· 18
assessment ·························· 39
BMI（body mass index）··· 17，19，35
check ································ 39
contingency table ················ 58
DG···································· 18
Dietary Records ·················· 27
do ···································· 39
EAR ································· 18
FFQ（Food Frequency Questionnaire）
·································· 29
JAS 法································· 20
NST（Nutritional Support Team）····2
PFC エネルギー比率 ················ 32
plan ································· 39
QOL ································· 39
SD（standard deviation）·········· 54
SE（standard error）··············· 54
UL ··································· 18

数字・ギリシャ文字

21 世紀における国民健康づくり運動······5
21 世紀における（第二次）国民健康づくり対
策·································· 6
24 時間思い出し法 ·············· 26，28
24-hour Dietary Recall ··········· 28
χ ··································· 57

公衆栄養学実習　学内編	Ⓒ 2018
	定価（本体 2,200 円＋税）

2009 年 4 月 10 日　　1 版 1 刷
2013 年 4 月 15 日　　　3 刷
2018 年 3 月 31 日　　2 版 1 刷

編著者　幸　林　友　男
　　　　上　田　秀　樹

発行者　株式会社　南　山　堂
　　　　代表者　鈴　木　幹　太

〒113-0034　東京都文京区湯島 4 丁目 1-11
TEL　編集(03)5689-7850・営業(03)5689-7855
振替口座　00110-5-6338

ISBN 978-4-525-63362-2　　　　　　　Printed in Japan

本書を無断で複写複製することは，著作者および出版社の権利の侵害となります．
JCOPY　＜(社)出版者著作権管理機構　委託出版物＞
本書の無断複写は著作権法上での例外を除き禁じられています．複写される場合は，
そのつど事前に，(社)出版者著作権管理機構（電話 03-3513-6969，FAX 03-3513-6979，
e-mail: info@jcopy.or.jp）の許諾を得てください．

スキャン，デジタルデータ化などの複製行為を無断で行うことは，著作権法上での
限られた例外（私的使用のための複製など）を除き禁じられています．業務目的での
複製行為は使用範囲が内部的であっても違法となり，また私的使用のためであっても
代行業者等の第三者に依頼して複製行為を行うことは違法となります．

ワークシート 📖 目次

章				ページ	本編の 対応ページ
2章	**公衆栄養施策**				
	演習・実習	2-1	国と都道府県の健康増進計画の比較	1	5〜8
	演習・実習	2-2	国の第3次食育推進基本計画の目標値の穴埋め	2	9〜11
	演習・実習	2-3	国と都道府県の食育推進基本計画の比較	3	〃
3章	**公衆栄養アセスメント**				
	演習・実習	3-1	食物摂取頻度調査（FFQ）の集約と栄養的課題発見	4	29
	演習・実習	3-2	食事摂取基準（2015年版）の集団への適用	6	32〜37, 59
	演習・実習	3-3-①	食事調査結果と他集団との比較（エネルギーおよび栄養素等摂取量）	7	32〜34, 59
	演習・実習	3-3-②	食事調査結果と他集団との比較（PFC比率）	7	〃
	演習・実習	3-3-③	食事調査結果と他集団との比較（食品摂取量）	7	〃
	演習・実習	3-4	食事摂取基準を用いての評価	9	35
4章	**公衆栄養活動のためのプログラムの展開**				
	演習・実習	4-1	あなたが住民の立場で考える（最終目的）	11	39〜44
	演習・実習	4-2	最終目的を実現するための条件について考える	11	〃
	演習・実習	4-3	住民の健康課題・市町村の社会資源について考える	12	〃
	演習・実習	4-4	栄養アセスメントに基づく問題点の把握・目標設定	13	〃
	演習・実習	4-5	長期・中期・短期課題と改善目標設定	15	〃
	演習・実習	4-6	長期・中期・短期目標から事業計画における目標の設定	17	〃
	演習・実習	4-7	事業内容と事業計画書	18	〃
	演習・実習	4-8-①②	健康・栄養課題と事業計画書作成およびポスター作成	19	45〜49
	演習・実習	4-9-①	学習・行動・環境・結果目標をたてる	20	50〜53
	演習・実習	4-9-②	評価指標および評価指標の収集方法を検討	20	〃
	演習・実習	4-10	事業計画と評価計画の作成	21	42〜53
5章	**プレゼンテーションのための応用実習**				
	演習・実習	5-1	プレゼンテーションの準備・整理	23	63〜67
	演習・実習	5-2	プレゼンテーションを行う前のチェック	24	〃
	演習・実習	5-3	プレゼンテーションのアウトライン作成	25	〃
	演習・実習	5-4	プレゼンテーション実施前の最終チェック	26	〃
6章	**特定健康診査（特定健診）・特定保健指導**				
	演習・実習	6-1	特定健康診査結果から保健指導の階層化	27	71〜73
	演習・実習	6-2	特定健康診査結果から保健指導の階層化（10名）	28	〃
	演習・実習	6-3	特定保健指導（動機づけ支援）で使用する媒体作成	29	74〜76
	演習・実習	6-4	特定保健指導（積極的支援）で使用する媒体作成	30	〃
（解答編 演習・実習6-1, 2）				31	71〜73

演習・実習 2-1

国の「健康日本21（第2次）」と自分の住んでいる都道府県，あるいは市町村の健康増進計画とを比較して調べてみましょう．（項目・現状値・目標値を比べてみましょう）

✏ ワークシート 2-1

演習・実習 2-2

国の「第3次食育推進基本計画」目標値の空欄を埋めましょう．

ワークシート 2-2

「第3次食育推進基本計画」目標

目標	具体的な目標値	現状値（27年度）	目標値（32年度）
1	食育に関心を持っている国民を増やす		
	① 食育に関心を持っている国民の割合	75.0%	
2	朝食または夕食を家族と一緒に食べる〔　　　〕		
	② 朝食または夕食を家族と一緒に食べる「共食」の回数	週9.7回	週11回以上
3	地域などで共食したいと思う人が共食する割合を増やす		
	③ 地域などで共食したいと思う人が共食する割合	64.6%	70%以上
4	朝食を欠食する国民を減らす		
	④ 朝食を欠食する子供の割合	4.4%	
	⑤ 朝食を欠食する若い世代の割合	24.7%	15%以下
5	中学校における学校給食の実施率を上げる		
	⑥ 中学校における学校給食実施率	87.5%（26年度）	
6	学校給食における地場産物などを使用する割合を増やす		
	⑦ 学校給食における地場産物を使用する割合	26.9%（26年度）	
	⑧ 学校給食における国産食材を使用する割合	77.3%（26年度）	80%以上
7	栄養バランスに配慮した食生活を実践する国民を増やす		
	⑨ 主食・主菜・副菜を組み合わせた食事を1日2回以上ほぼ毎日食べている国民の割合	57.7%	70%以上
	⑩ 主食・主菜・副菜を組み合わせた食事を1日2回以上ほぼ毎日食べている若い世代の割合	43.2%	
8	生活習慣病の予防や改善のために，ふだんから適正体重の維持や減塩などに気をつけた食生活を実践する国民を増やす		
	⑪ 生活習慣病の予防や改善のために，ふだんから適正体重の維持や減塩などに気をつけた食生活を実践する国民の割合	69.4%	75%以上
	⑫ 食品中の食塩や脂肪の低減に取り組む食品企業の登録数	67社（26年度）	

目標	具体的な目標値	現状値（27年度）	目標値（32年度）
9	ゆっくりよく噛んで食べる国民を増やす		
	⑬ ゆっくりよく噛んで食べる国民の割合	49.2%	55%以上
10	食育の推進に関わるボランティアの数を増やす		
	⑭ 食育の推進に関わるボランティア団体などにおいて活動している国民の数	34.4万人（26年度）	37万人以上
11	農林漁業体験を経験した国民を増やす		
	⑮ 農林漁業体験を経験した国民（世帯）の割合	36.2%	40%以上
12	食品ロス削減のために何らかの行動をしている国民を増やす		
	⑯ 食品ロス削減のために何らかの行動をしている国民の割合	67.4%（26年度）	
13	地域や家庭で受け継がれてきた伝統的な料理や作法などを継承し，伝えている国民を増やす		
	⑰ 地域や家庭で受け継がれてきた伝統的な料理や作法などを継承し，伝えている国民の割合	41.6%	50%以上
	⑱ 地域や家庭で受け継がれてきた伝統的な料理や作法などを継承している若い世代の割合	49.3%	60%以上
14	食品の安全性について基礎的な知識を持ち，自ら判断する国民を増やす		
	⑲ 食品の安全性について基礎的な知識を持ち，自ら判断する国民の割合	72.0%	80%以上
	⑳ 食品の安全性について基礎的な知識を持ち，自ら判断する若い世代の割合	56.8%	65%以上
15	推進計画を作成・実施している市町村を増やす		
	㉑ 推進計画を作成・実施している市町村の割合	76.7%	

演習・実習 —— 2-3

国の第3次食育推進基本計画と自分の住んでいる都道府県，あるいは市町村の食育推進計画とを比較して調べてみましょう．（項目・現状値・目標値を比べてみましょう）

ワークシート 2-3

演習・実習 ―3-1	食物摂取頻度調査（FFQ）の集約と栄養的課題発見をしてみましょう．（※ここではエクセルファイルを用います）

① 食物摂取頻度調査結果の集約方法

ⅰ）エクセルファイルにて**ワークシート3-1**様の表を作り，調査結果を入力します．

ⅱ）食事摂取基準 2015 年版を用いて栄養素ごとの各指標値を入力します．

ⅲ）エネルギーの過不足の評価は BMI を用います．

対象者の身長，体重から BMI を計算し，エネルギーの調査結果欄に入力します．

ⅳ）推定平均必要量（EAR）および推奨量（RDA）が示されている下記の成分項目については，次式のより不足の確率を計算します（図 a 参照）．

たんぱく質，カルシウム，鉄，ビタミン A，ビタミン B_1，ビタミン B_2，ビタミン C

● Z scores [*1] ＝（調査結果 － EAR）÷（（RDA － EAR）÷2）

● Z scores から必要量を満たす確率＝ NORMSDIST [*2]（Z scores）

● 不足の確率 ＝ 1 － Z scores から必要量を満たす確率

● 不足の確率 × 100 として食事摂取基準に対する不足の確率（％）

ⅴ）目標量（DG）が示されている下記の成分項目については，目標量の範囲を次の計算式により計算もしくは目標量の範囲を入力します．

脂 質	目標量下限 ＝ 摂取エネルギー量 × 0.2 ÷ 9
	目標量上限 ＝ 摂取エネルギー量 × 0.3 ÷ 9
食物繊維	目標量下限欄に目標量を入力
食塩相当量	目標量上限欄に目標量を入力

ⅵ）耐容上限量が示されている下記の成分項目については，耐容上限量を入力します．

カルシウム，鉄，ビタミン A

② 評価の方法

● 不足の確率を計算している成分項目（たんぱく質，カルシウム，鉄，ビタミン A，ビタミン B_1，ビタミン B_2，ビタミン C）

不足の確率 0％：不足はない

不足の確率 0％：不足である

● 目標量（DG）が示されている成分項目（脂質，食物繊維，食塩相当量）

脂 質	調査結果が目標量下限と上限の範囲内	適正
	調査結果が目標量下限未満	不足
	調査結果が目標量上限を上回っている	過剰
食物繊維	調査結果が目標量下限以上	適正
	調査結果が目標量下限未満	不足
食物繊維	調査結果が目標量上限未満	適正
	調査結果が目標量上限以上	過剰

＊1：Z scores とは，調査値が集団（母集団）の平均からどれほど離れているかを標準偏差で表したものです．

＊2：NORMSDIST 関数は，EXCEL の組み込み関数標準正規分布から左側確率を計算する機能を持ちます．

ワークシート 3-1　食物摂取頻度調査結果の集約

① エネルギーおよび栄養素摂取状況（※エクセルファイルを用います）

エネルギーと栄養素等項目	調査結果	食事摂取基準に対する不足の確率	食事摂取基準					評価
			推定平均必要量	推奨量	目安量	目標量下限	目標量上限	耐要上限量
エネルギー（kcal）BMIとして評価									
総たんぱく質（g）									
総脂質（g）									
カルシウム（mg）									
鉄（mg）									
ビタミンA（μg-RE）									
ビタミンB_1（mg）									
ビタミンB_2（mg）									
ビタミンC（mg）									
食物繊維（g）									
食塩相当量（g）									

② 栄養比率

項目	調査結果	目標範囲	評価
たんぱく質エネルギー比（P比）		13〜15%エネルギー　20%を上限とする	
脂質エネルギー比（F比）		20〜30%（18〜29歳女性の目標値の範囲）	
炭水化物エネルギー比（C比）		50〜65%エネルギー未満	

確認チェック欄	

演習・実習3-1

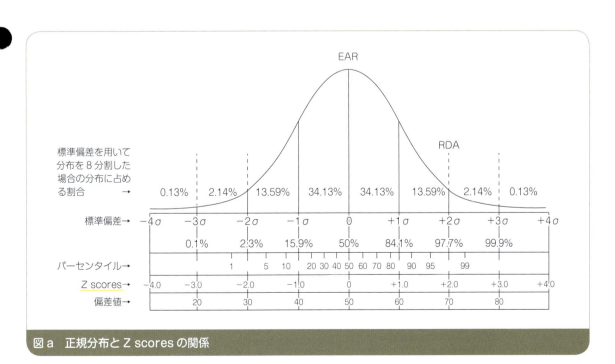

図a　正規分布とZ scoresの関係

演習・実習 3-2 食事摂取基準（2015年版）の集団への適用
演習・実習3-1 で得た個人の食生活調査結果を基にして学年（クラス）全員のエネルギー・栄養素摂取量，栄養比率，食品類摂取量を一覧表にまとめて，食事摂取基準の集団への適用の演習・実習とします．（※ここではエクセルを用います）

推定平均必要量が算定されている栄養素については，推定平均必要量を下回る人の割合を算出します．正しい割合を求めるためには確率法と呼ばれる方法を用いるべきとしているが，確率法が利用可能な状況は少ないといわれています．そこで，その簡便法としてカットポイント法を用いることにします（図b参照）．

【推定平均必要量からの集団の不足の割合を算定方法】

エクセルファイルを開き，関数を使って集団の摂取量の分布から推定平均必要量を下回る割合を求めます．

① **関数名と書式**

countif（① 範囲，② 検索条件）

- ●範囲　　：データ範囲
- ●検索条件：等号，不等号を用いて検索条件を指定

○○以上	>=○○
○○を超える	>○○
○○と同じ	=○○
○○以下	<=○○
○○未満	<○○

※検索条件の前後には必ず "（ダブルコーテーション）を入力します．

[使用例]
- ●集団60名中のBMIが18.5未満の人数を求めます（図c）．
- ●セル番地B64にアクティブセルを配置して，=countif（b2：b61，"<18.5"）

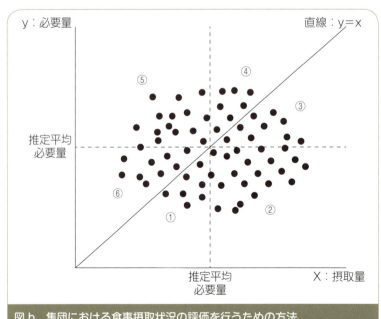

図b　集団における食事摂取状況の評価を行うための方法（カットポイント法）の概念

	A	B	C	D	E	F
	id	BMI	エネルギー	総蛋白質	総脂質	カルシ
1						
58	57	27.1	1,921	58.0	66.4	
59	58	18.3	1,927	67.8	73.9	
60	59	19.9	1,954	75.1	68.9	
61	60	19.6	1,992	74.3	81.3	
62						
63		=COUNTIF(B2:B61,"<18.5")				
64						
65						

図c　BMIが18.5未満の者の人数を返す関数式

② 推定平均必要量が示されている栄養素

たんぱく質，カルシウム，鉄，ビタミンA，ビタミンB$_1$，ビタミンB$_2$，ビタミンC.

● 上記の栄養素の不足の人数と割合を計算してみましょう.

③ 目標量が示されている栄養素

脂質，食物繊維，食塩相当量.

● 脂質の目標範囲を逸脱する人数と割合を計算してみましょう.

● 食物繊維の目標量下限値を下回る人数と割合を計算してみましょう.

● 食塩相当量の目標量上限を超える人数と割合を計算してみましょう.

演習・実習 —3-3-①

　演習・実習 3-1 の食事調査結果を用いて，他集団のエネルギーおよび栄養素等摂取量と比較検討してみましょう（P.59, 4章の5 栄養疫学「G. 母平均との比較」を参照のこと）.

　最新の国民健康・栄養調査結果から，同年代のエネルギーおよび栄養素等摂取量とクラス平均値を母平均の検定を用いて，統計的に有意な相違であるか検討してワークシート3-3-① に結果をまとめてみましょう.

演習・実習 —3-3-②

　演習・実習 3-1 の食事調査結果を用いて，他集団のPFC比率と比較検討してみましょう.

　最新の国民健康・栄養調査結果から，同年代のPFC比率とクラス平均値を母平均の検定を用いて，統計的に有意な相違であるか検討してワークシート3-3-② に結果をまとめてみましょう.

演習・実習 —3-3-③

　演習・実習 3-1 の食事調査結果を用いて，他集団の食品摂取量と比較検討してみましょう.

　最新の国民健康・栄養調査結果から，同年代の食品摂取量とクラス平均値を母平均の検定を用いて，統計的に有意な相違であるか検討してワークシート3-3-③ に結果をまとめてみましょう.

ワークシート 3-3-①　エネルギーおよび栄養素等摂取量の比較

項　目	全　国　値	クラス平均値	検定統計量（T）	有　意　性
エネルギー				
総蛋白質				
総脂質				
カルシウム				
鉄				
ビタミンA				
ビタミンB_1				
ビタミンB_2				
ビタミンC				
食物繊維				
食塩相当量				

 ワークシート 3-3-②　PFC比率

項　目	全　国　値	クラス平均値	検定統計量（T）	有　意　性
P比率				
F比率				
C比率				

 ワークシート 3-3-③　食品摂取量

項　目	全　国　値	クラス平均値	検定統計量（T）	有　意　性
穀類				
いも類				
砂糖類				
豆類				
種実類				
野菜類				
緑黄色野菜				
果物類				
きのこ類				
海藻類				
魚介類				
肉類				
卵類				
乳・乳製品				
油脂類				
菓子類				
嗜好品類				
調味料・香辛料				

演習・実習 3-4　食事摂取基準を用いて評価してみましょう．

 ワークシート 3-4-①

次の集団のエネルギー摂取量を評価してみましょう．

ある集団（女性，30歳代200名）のBMIの分布状況 16.5未満　2名，16.5〜17.4　10名，17.5〜18.4　28名，18.5〜19.9　30名，20.0〜21.4　35名　21.5〜22.9　27名，23.0〜23.9　20名，24.0〜24.9　16名，25.0〜26.9　15名，27.0〜28.9　10名　29.0以上　7名
分布状況を確認する
過不足を評価

 ワークシート 3-4-②

次の集団のビタミンCの摂取不足を評価してみましょう．

ある集団（男性，20〜40歳200名）のビタミンCの日常的な摂取量の結果は，平均値100mg/日，標準偏差±30mg/日であった．その結果，推定平均必要量85mg/日以下には約25％，推奨量100mg/以上には，約60％分布しているとみられる．
分布状況を確認する
摂取不足を評価

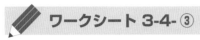

ワークシート 3-4-③

次の集団のカリウム摂取状況を評価してみましょう．

ある集団（女性，20～49歳，300名）のカリウムの日常的な摂取量の結果は，平均値 2,200mg/日，標準偏差±1,000mg/日であった．その結果，目安量 2,500mg/日以下には約 60％，推奨量 3,200mg/以上には，約 20％分布しているとみられる．
カリウムの分布状況を確認する
摂取状況を評価

演習・実習 —— 4-1

あなたが住民の立場で考える健康な生活（あるべき姿，最終目的）とはどのようなものですか？
具体的に書き，同じような答えをまとめてクラスで集計してみましょう．集計することにより，あるべき姿が見えてくるはずです．

ワークシート 4-1

演習・実習 —— 4-2

あるべき姿（最終目的）を実現するための条件（達成目標）について考えてみましょう．

ワークシート 4-2

演習・実習 —— 4-3

1. あなたの居住地の市町村の健康課題について考えて、ワークシート4-3にまとめてみましょう：演習4-1, 4-2でまとめた目標と現状の問題点とのずれを勘案して健康課題を抽出しましょう．
2. 居住地の市町村の社会資源について調べてみましょう：社会資源とは政策を推進するための組織・集団・施設・人々のことをいいます．行政機関や保健医療専門家だけでなく、地域にはさまざまな社会資源が存在します．

ワークシート 4-3

市町村における計画立案

健康問題	現状把握・評価から導き出された健康課題	
成果目標	健康課題の解決によって実現される目標水準	
ベースライン	健康課題に関する現状の水準	
対象者	対象者の属性（性別, 年代, 職業, 家族構成など）	
手段目標（方策）	有効と考えられる手段・目標（方策・取組）	
社会資源	連携可能な社会資源（関係団体・機関など）	
関係計画	国・都道府県計画	
スタッフ	職種, 人数など	
予算	必要な予算	

演習・実習 4-4

栄養アセスメントに基づく問題点の把握・目標設定をしましょう.

ワークシート 4-4

[事業名]

[対象者]

[対象者の特性]

[事業目的（アセスメントの結果この事業を選んだ理由）]

[発見した問題点・課題]

[問題点を解決するための目標]

[長期目標]

[中期目標]

[短期目標]

(演習・実習 4-4 の参考例)

栄養アセスメントに基づく問題点の把握・目標設定

[事業名] メタボリックシンドロームの改善と予防

[対象者] 壮年期の肥満男性

[対象者の特性] 40 歳代，50 歳代の男性で，BMI 25 以上

[事業目的（アセスメントの結果この事業を選んだ理由）]
・定期健康診断に参加した人たちのうち，40 歳代男性，50 歳代男性でそれぞれ約 40％の人が BMI 25 以上の肥満であった．またメタボリックシンドロームが強く疑われる人は約 25％，予備群と考えられる人も併せて約 50％と全国平均を上回っていた．
そこで，メタボリックシンドロームの改善およびメタボリックシンドロームにまだ至っていない人でも BMI 25 以上の人たちを対象に，その改善と予防のための事業を展開することにした．

[発見した問題点・課題]
・この人たちの食生活は遅い時間での夕食の摂取，そのときのアルコール摂取の割合が高かった．
・運動を定期的（週に 1 回以上）にしている人は約 10％程度と運動不足状態の人が多かった．
・糖尿病の有病者の割合も全国平均より高かった．

[問題点を解決するための目標]
・夕食時間が遅くなる人には，食べる量をできるだけ抑えるようにしてもらう．
・夕食時のアルコール量を減らすようにする．
・運動を定期的に実施する人の割合を増やす．
・メタボリックシンドロームの状態からの脱却を目指す．
・地域全体での肥満者の割合を低下させる．

[長期目標]
・メタボリックシンドロームおよを原因とする生活習慣病の有病者，特に糖尿病患者の割合を低下（現状より約 25％）させ，健康的で長生きな地域社会を作り上げる．

[中期目標]
・自分自身の食生活のあり方を理解し，適正摂取量に基づいた食生活を送ることが定着する．
・生活時間を工夫して定期的に運動時間を確保し，定期的に実行する．
・順調に体重が減少して，その結果 BMI 25 未満の割合を増やす．

[短期目標]
・毎日体重記録・食事記録を取る．
・自身の適正な食事摂取量を理解する．
・どのような運動が自分に適しているかを理解する．

演習・実習 —— 4-5

あるひとつのライフステージを取りあげ, さまざまなアセスメント結果を想定し, 長期・中期・短期課題の明確化と長期・中期・短期目標の設定をしてみましょう.

ワークシート 4-5

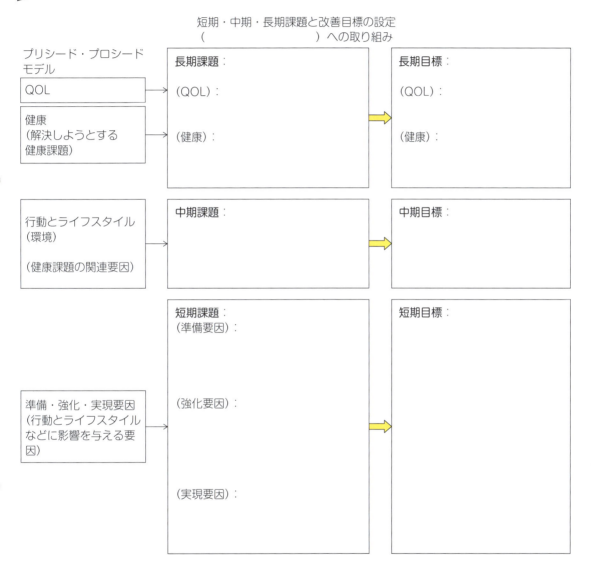

(演習・実習 4-5 の参考例)

ライフステージ別目標設定

1. 妊娠期：妊婦の貧血改善

[長期目標]
・地域での妊娠中に貧血となる妊婦の割合が減少する.
・地域での出産時の異常分娩をきたす妊婦の割合が減少する.

[中期目標]
・適正な摂取量に基づいた食生活を送ることが定着する.
・3 食きちんと食べるような食習慣に行動変容する.
・血液検査データ（貧血指標など）が改善する.

[短期目標]
・妊娠維持のための食生活の重要性を理解する.
・毎日食事記録をつける.
・自身の適正な食事摂取量を理解する. 鉄を多く含む食品を知る.

2. 若い女性のやせの改善

[長期目標]
・10 歳代女性の BMI 18.5 未満の割合が減少する.
・地域でのやせによる健康障害の割合が減少し，健康的な若い女性が増加する.

[中期目標]
・自身の食生活のあり方を理解し，適正摂取量に基づいた食生活を送ることが定着する
・3 食きちんと食べるような食習慣に行動変容する.
・体重が順調に増加する.

[短期目標]
・成長期におけるやせの弊害を理解する.
・毎日食事記録をつける. 体重を計る.
・自身の適正な食事摂取量を理解する.

3. 高齢者：高齢者の骨粗鬆症予防

[長期目標]
・高齢者の骨粗鬆症の割合が減少する.
・地域での骨粗鬆症を原因とした骨折者や寝たきりの割合が低下する.

[中期目標]
・カルシウムの確保できる食生活に行動変容する.
・生活時間を工夫して定期的に運動時間を確保し，実行する.
・骨密度が増加あるいは減少がゆるやかになる.

[短期目標]
・骨粗鬆症予防のためには，食事と運動が重要となることを理解する.
・毎日食事記録をつける.
・自身の適正な食事摂取量を理解する.

演習・実習 4-6

演習・実習4-5で設定した長期・中期・短期目標から事業計画における目標の設定，事業内容を考えてみましょう．

ワークシート 4-6

事業計画における目標の設定と事業内容の検討

長期目標：
(QOL)：

(健康)：

↓

中期目標：

↓

短期目標：

↓

事業計画における目標：

↓

事業内容：

演習・実習 4-7

演習・実習 4-6 で考えた事業内容のひとつを具体的に事業計画書に落とし込んで作成してみましょう.

ワークシート 4-7

事業計画書

テーマ		
事業名		
事業の目的		改善指標
対象者		
開催場所 開催日時		
事業内容		
連携機関との関係		
この事業を優先した理由		
過去の対策の実績と課題		
予算内訳		
評価方法		経過評価
		影響評価
		結果評価

演習・実習 — 4-8-① 自分たちが住んでいる都道府県の健康・栄養関連調査結果より，健康・栄養問題を把握しましょう．その問題を改善するための事業を行うことを想定し，事業計画案を作成しましょう．

ワークシート 4-8-①

事業計画案

プログラム名	
目 的	
①開催日時・頻度 ②募集方法	
開催場所	
対 象	
スタッフ	
実施内容	
予算（収入）	
評価指標及び評価方法	
想定される課題・問題点	
今後の展開 （次回の計画・準備）	

演習・実習 — 4-8-② 演習・実習 4-8-①で計画した事業において，対象者を募集するためのポスターをパソコンで作成しましょう．

演習・実習 4-8-① で作成した事業計画案ワークシートを用いて,まず,学習目標,行動目標,環境目標,結果目標をたてましょう.

✏ ワークシート 4-9-①

学習目標	
行動目標	
環境目標	
結果目標	

演習・実習 4-9-① でたてた目標をもとに,影響評価および結果評価について評価指標,評価指標の収集方法を検討しましょう.

✏ ワークシート 4-9-②

評価項目		評価指標および評価指標の収集方法
影響評価	学習目標は達成されたか?	
	行動目標は達成されたか?	
	環境目標は達成されたか?	
結果評価	目的の達成状況は?	

演習・実習 4-10

事業計画と評価計画を作成しましょう．

ワークシート 4-10

事業名	
対象者集団	
実施計画	[全体の計画概要]
	[実施場所]
	[実施形態]
	[使用教材]
	[実施期間]
	[進行別内容・担当者]
	[連携する組織]
経過評価	[具体的評価項目]
	[いつ（どの時点で）評価するか]
	[どのように調査するか]
影響評価	[具体的評価項目]
	[いつ（どの時点で）評価するか]
	[どのように調査するか]
結果評価	[具体的評価項目]
	[いつ（どの時点で）]
	[どのように調査するか]

（演習・実習 4-10 の参考例）

事業計画と評価計画作成

事 業 名	メタボリックシンドロームの改善と予防	
対象者集団	壮年期の肥満男性	
実施計画	[全体の計画概要] 　健診受診で 40・50 歳代の BMI 25.0 以上だった男性のうち，教室参加希望者を募集し，肥満改善とメタボリックシンドロームの予防のための健康教室を開催する. 　30 名以上の応募あれば，抽選で 30 名以内に絞り込む. 　6 回程度の教室を開催し，特に夕食の摂り方，運動習慣の定着を目指した内容に重点を置く.	
	[実施場所] 　保健センター：多目的ホール	
	[実施形態] 　それぞれ専門家による講義形式とする.	
	[使用教材] 　リーフレット，パンフレット，パワーポイントによるスライドなど	
	[実施期間] 　月に 1 回で 6 回，半年の期間を予定	
	[進行別内容・担当者] 第 1 回　肥満の弊害と，メタボリックシンドロームの概略（担当：医師） 第 2 回　肥満改善のため食生活のあり方の講義，食事記録の書き方を説明し，次回 1 週間分の記録を提出（担当：保健センター栄養士） 第 3 回　食事記録からの食生活判定，問題点の指摘（複数の栄養士の参加） 第 4 回　夕食の摂り方の指導（担当：保健センター栄養士） 第 5 回　一般的な習慣化可能な運動方法の説明（担当：健康運動指導士） 第 6 回　まとめ　どの程度の知識がついたかの確認　食生活改善，運動を習慣的に実践しているかの確認（体重測定，アンケート調査）担当；栄養士，他地域栄養士会の協力を得る	
	[連携する組織] 医師会，栄養士会，地区食生活改善推進員，健康運動指導士会	
経過評価	[具体的評価項目] 　食事記録を取っているか．参加者の出席率，参加者の理解度・満足度，食生活の変化	
	[いつ（どの時点で）評価するか] 　毎回教室開催時点と終了時点	
	[どのように（どのように調査するか）] 　出席確認　その都度簡単なアンケートを行う.	
影響評価	[具体的評価項目] 　適正な栄養摂取になっているか．運動習慣がついたか．体重は順調に減ってきているか.	
	[いつ（どの時点で）評価するか] 　最終日に調べる.	
	[どのように（どのように調査するか）] 　体重の実測，アンケートによる自記式調査	
結果評価	[具体的評価項目（繰り返し教室を実施し，教室参加者を広げる）] 　肥満者の割合の減少，メタボリックシンドロームと判定される者の減少，糖尿病罹患者の減少	
	[いつ（どの時点で）] 　年に 1 回の定期的調査	
	[どのように（どのように調査するか）] 　教室参加者は，集団健診に毎回受診してもらう.	

演習・実習 —5-1

プレゼンテーションを行うために必要となる事項について整理しましょう.

ワークシート 5-1

	テーマ	
内 容	目 的	何のために行うプレゼンテーションですか？
	終着点	プレゼンテーション終了後にどうなれば成功したといえますか？ プレゼンテーション終了後, 対象者にどうなっていてほしいですか？（例：○○について理解してもらい, 同意を得たい）
対象者	人 数	人
	年齢層 職業など	
	知識レベル	
	テーマへの 関心・意識	関心の有無 　　あり　・　なし　・　その他（　　　　　　　　　　　　　　） 肯定的か否定的か 　　肯定的　・　否定的　・　その他（　　　　　　　　　　　　　）
	興味関心の 方向 その他特徴	どんなことに興味・関心をもっている人たちですか？ 話題の方向性を考える上で役立ちます.（例：食べることに興味がある, 糖尿病に対する関心が強い）
場	会 場	部屋のタイプや収容人数, 設備などわかる範囲で記しておきましょう.（例：○△室（講義室）, 100人収容, マイクあり）
	場 面	どんな場面で行いますか？（例：公衆栄養学実習時, ○△セミナー）
時 間	時間配分	発表時間（　　　　　）分　　　質疑応答の時間　あり（　　　　分）・　なし
	スライド	スライド枚数の目安　（　　　　　　　　　）枚

23

演習・実習 5-2

プレゼンテーションを行う前のチェックをしましょう．

プレゼンテーションを行うための準備ができているかチェックしましょう．不足している箇所については改善しましょう．

ワークシート 5-2

項　目	チェック内容	OK ならば ○
構　成	目的に合った内容になっているか？	
	伝える事項について内容の取捨選択や絞り込みをしたか？（本当に必要なもののみになっているか？）	
	相手のレベルに合った内容になっているか？	
	大きい事象から小さい事象，過去から現在，というようにわかりやすい流れになっているか？	
スライド	スタイルは統一されているか？（スライドデザイン，文字のフォントなど）	
	1枚に情報を詰め込みすぎていないか？	
	文章部分は長くなりすぎず，わかりやすく表現されているか？	
	一番後ろの席からでも見える文字の大きさ・色使いになっているか？	
	誤字や脱字はないか？	
	専門用語を多用していないか？（相手のレベルに合っているか？）	
	強調したい部分がわかるようになっているか？（文字色を変えるなど）	
	文字よりも絵や図を描くなど，見やすさを工夫しているか？	
	図表はわかりやすいものか？	
	グラフの目盛りや単位は適切か？	
	アニメーションを使いすぎていないか？　効果的な使い方になっているか？	
	様々な色を使いすぎて見づらくなっていないか？	
時　間	発表時間に合った長さになっているか？	
配布資料	見やすい資料になっているか？（レイアウト，印刷後の文字のサイズなど）	
	必要となる部数が準備できたか？	
発表練習	発表練習を行ったか？（最低3回は行うことが望ましい）	
	大きな声で，はっきり，ゆっくり話すことができているか？	
	正しい言葉づかいができているか？	
	聴衆の方を向いて，話をすることができているか？	
	複数名で発表する場合は，役割分担ができているか？	
	質疑応答の時間がある場合は，どんな質問がでそうか，想定したか？	
	想定した質問に対する回答を準備したか？	
会　場	会場の広さは確認したか？	
	発表者の立ち位置，マイク，ポインターの有無について確認したか？	
服　装	発表者にふさわしい服装か？	

演習・実習 5-3

ワークシート5-1を参考にして実際にプレゼンテーションするためのアウトラインを作成しましょう．また，書き出したアウトラインに沿ってスライドを作成しましょう．

ワークシート5-3

プレゼンテーションアウトラインの作成
プレゼンテーションのタイトル：＿＿＿＿＿＿＿＿＿＿＿＿＿＿＿＿＿＿＿＿＿＿＿＿＿

スライド番号	各スライドのタイトルは？	各スライドで示したいことは？（データや要点などをメモする）
1		
2		
3		
4		
5		
6		
7		
8		
9		
10		
11		

演習・実習 5-4 演習・実習 5-3 で作成したプレゼンテーションについて，注意事項が守られているか最終確認しましょう．また，注意事項を参考に練習をくり返し，発表準備の総仕上げをしましょう．

ワークシート 5-4

プレゼンテーションにおける注意事項（チェックポイント）

項目		チェックポイント		チェック欄
わかりやすいスライドになっているか？	文章	簡潔明瞭でわかりやすい文章になっているか？		
		誤字はないか？		
	図表	一目でわかりやすい図表となっているか？		
		グラフのメモリや単位の取り方は適切か？		
	デザイン	スライド全体を通して統一感が保たれているか？		
		こりすぎたデザインを使用していないか？		
	色	強調したいポイントに効果的に色を使っているか？		
		遠くからでも見える色を使っているか？		
	フォント	統一したフォントを使っているか？		
		遠くからでも見える大きさの文字を使っているか？		
	特殊効果	アニメーションを使用するか？　見やすいものか？		
		サウンドを使用するか？　効果的に使用できているか？		
資料を配付するのか？		配布する／配布しない		
		配布する場合	A4 用紙 1 枚当たりのスライドの数は？	
			配付資料は見やすいものになっているか？	
発表者としての注意点	事前練習	発表に慣れるまでリハーサルを繰り返したか？		
	服装	発表者として適切な服装か？		
	言葉づかい	正しい言葉づかいができているか？		
	声	はっきりと大きな声で発表できているか？		
	態度	聴衆に目を配り，ポインターを使いながら発表できるか？		
本番前の確認事項	会場	会場の広さはどれくらいか？		
		発表者の立ち位置とマイク・ポインターの確認をしたか？		
	進行	当日の進行と自分の順番を確認したか？		
質疑応答への準備		どのような質問がでるか想定したか？		
		想定した質問に対する回答を準備したか？		
		想定外の質問への対応を心づもりしているか？		

演習・実習 —— 6-1
（階層化①）

[28回管理栄養士国家試験　問題198　改変]
Aさんの特定健康診査における，ステップ２の追加リスクの数と保健指導レベルの組合せである．正しいのはどれか．１つ選べ．

　Aさん，70歳，女性．特定健康診査の結果は，身長155cm，体重61kg，BMI 25.4kg/m²，腹囲91cm，血圧136/82mmHg，空腹時血糖値98mg/dL，血清中性脂肪値155mg/dL，血清HDL－コレステロール値58mg/dLであった．
　また，問診により以下のことが明らかになった．服薬なし．喫煙なし．日常的運動習慣はない．飲酒量は毎日缶ビール（350mL）１本．朝食を抜くことがある．

```
　　　　　[追加リスクの数]　　[保健指導レベル]
(1)　　　　　　0　―――――　動機づけ支援
(2)　　　　　　1　―――――　動機づけ支援
(3)　　　　　　2　―――――　動機づけ支援
(4)　　　　　　2　―――――　積極的支援
(5)　　　　　　3　―――――　積極的支援
```

■ステップ１
　内臓脂肪蓄積リスクの判定
■ステップ２
　血圧・血糖・血清脂質と質問票からの追加リスクのカウント
■ステップ３
　保健指導レベル
■ステップ４
　前期高齢者の場合

ワークシート 6-1

ステップ１ 内臓脂肪蓄積リスク	ステップ２ リスク数	ステップ３ 保健指導レベル	ステップ４ 前期高齢者かどうか

答え．_____

演習・実習 —— 6-2

（階層化②）

[（公益法人）日本栄養士会　特定健診・保健指導研修会資料より改変]
ある事業所が実施した特定健康診査の結果は，下記の表のとおりです．
対象者10名の保健指導の階層化を行ってください．なお，階層化の条件は以下のとおりとします．

①喫煙，服薬の有無については，質問票から情報を入手した．
②採血は早朝空腹の状態で行った．
③血糖と脂質，血圧の検査値が受診勧奨判定値を超えた場合は，受診勧奨とするよう医師から指示がある．

ワークシート 6-2

| 対象番号 | 性別 | 年齢 | 腹囲 | BMI | 血糖 | | | 脂質 | | | 血圧 | | | 喫煙 |
					空腹時血糖	HbA1c	服薬	中性脂肪	HDL	服薬	収縮期血圧	拡張期血圧	服薬	
1	男性	55	86.1	23.3	98		なし	152	64	なし	132	87	なし	なし
2	男性	49	93.2	24.6	138	5.8	なし	122	56	なし	120	74	なし	あり
3	女性	46	99.1	28.2		5.7	なし	94	37	なし	104	62	なし	なし
4	男性	56	84.5	25.5	97		なし	166	45	なし	150	90	なし	なし
5	男性	51	88.2	26.9		7.2	なし	140	50	なし	126	78	なし	なし
6	女性	73	90.5	23.1	105	5.1	なし	107	47	なし	136	86	なし	あり
7	男性	48	84.0	21.2	106	4.5	なし	84	55	なし	110	78	なし	あり
8	男性	68	85.5	25.5		5.6	なし	101	36	なし	118	84	なし	あり
9	男性	58	88.1	22.4	125		なし	78	57	なし	126	82	あり	あり
10	女性	42	88.2	23.5	96	4.8	なし	118	49	なし	108	76	なし	あり

	ステップ1 内臓脂肪蓄積リスク	ステップ2 リスク数	ステップ3 保健指導レベル	ステップ4 前期高齢者かどうか	最終判定
1					
2					
3					
4					
5					
6					
7					
8					
9					
10					

演習・実習 —— 6-3
（媒体作成）

特定保健指導（動機づけ支援）で使用する媒体を作成してみましょう．

ワークシート 6-3

対象者	メタボリックシンドローム予備群など	備　考
保健指導レベル	動機づけ支援	
支援形態	① 1 人 20 分以上の個別支援 ② 1 グループ（8 人以下）80 分以上のグループ支援	個別・グループ支援別に作成
支援内容と目的		保健指導内容と作成教材の表参照
作成媒体の テーマと目標	①テーマ ②作成媒体の支援目標	保健指導内容と作成教材の表参照
作成媒体の レイアウト		

演習・実習 6-4（媒体作成）

特定保健指導（積極的支援）で使用する媒体を作成してみましょう．

ワークシート 6-4

対象者	主にメタボリックシンドロームと判定された人	備　考
保健指導レベル	積極的支援	
支援形態	初回面談後，3か月経過したのちの支援 ①1人20分以上の個別支援 ②1グループ（8人以下）80分以上のグループ支援	個別・グループ支援別に作成
支援内容と目的		保健指導内容と作成教材の表参照
作成媒体のテーマと目標	①テーマ ②作成媒体の支援目標	保健指導内容と作成教材の表参照
作成媒体のレイアウト		

解答編

＜演習・実習 6-1 ＞

ステップ1 内臓脂肪蓄積リスク	ステップ2 リスク数	ステップ3 保健指導レベル	ステップ4 前期高齢者かどうか	最終判定
（1）該当者	2（血圧と脂質）	積極的支援	前期高齢者	前期高齢者のため 動機付け支援

＜演習・実習 6-2 ＞

	ステップ1 内臓脂肪蓄積リスク	ステップ2 リスク数	ステップ3 保健指導レベル	ステップ4 前期高齢者かどうか	最終判定
1	（1）該当者	2（脂質と血圧）	積極的支援	―	
2	（1）該当者	2（血糖と喫煙）	積極的支援	―	受診勧奨
3	（1）該当者	2（血糖と脂質）	積極的支援	―	
4	（2）該当者	2（脂質と血圧）	動機付け支援	―	受診勧奨
5	（1）該当者	1（血糖）	動機付け支援	―	受診勧奨
6	（1）該当者	3（血糖と血圧と喫煙）	積極的支援	前期高齢者	前期高齢者のため 動機付け支援
7	―	―	対象外（情報提供）	―	
8	（1）該当者	3（血糖と脂質と喫煙）	積極的支援	前期高齢者	前期高齢者のため 動機付け支援
9	（1）該当者	2（血糖と喫煙）	積極的支援	―	服薬ありのため対象外
10	―	―	対象外（情報提供）	―	

※空腹時血糖と HbA1c 両方の検査値がある場合は，空腹時血糖が優先される．

公衆栄養学実習　学内編	Ⓒ 2018

2009 年 4 月 10 日　　1 版 1 刷
2013 年 4 月 15 日　　　3 刷
2018 年 3 月 31 日　　2 版 1 刷

編著者　幸林　友男
　　　　上田　秀樹

発行者　株式会社　南山堂
　　　　代表者　鈴木幹太

〒113-0034　東京都文京区湯島 4 丁目 1-11
TEL 編集(03)5689-7850・営業(03)5689-7855
振替口座　00110-5-6338

ISBN 978-4-525-63362-2　　Printed in Japan

本書を無断で複写複製することは，著作者および出版社の権利の侵害となります．
JCOPY <(社)出版者著作権管理機構　委託出版物>
本書の無断複写は著作権法上での例外を除き禁じられています．複写される場合は，そのつど事前に，(社)出版者著作権管理機構(電話 03-3513-6969，FAX 03-3513-6979，e-mail: info@jcopy.or.jp)の許諾を得てください．

スキャン，デジタルデータ化などの複製行為を無断で行うことは，著作権法上での限られた例外（私的使用のための複製など）を除き禁じられています．業務目的での複製行為は使用範囲が内部的であっても違法となり，また私的使用のためであっても代行業者等の第三者に依頼して複製行為を行うことは違法となります．